Gabriele Sparrenberger/Marlies Kelzenberg

Gezielt einkaufen!
Zusatzstoffe in Lebensmitteln

Der aktuelle Einkaufsführer
Mit Ampel-Testsystem für Zusatzstoffe
E-Nummern und was sie bedeuten

Mosaik

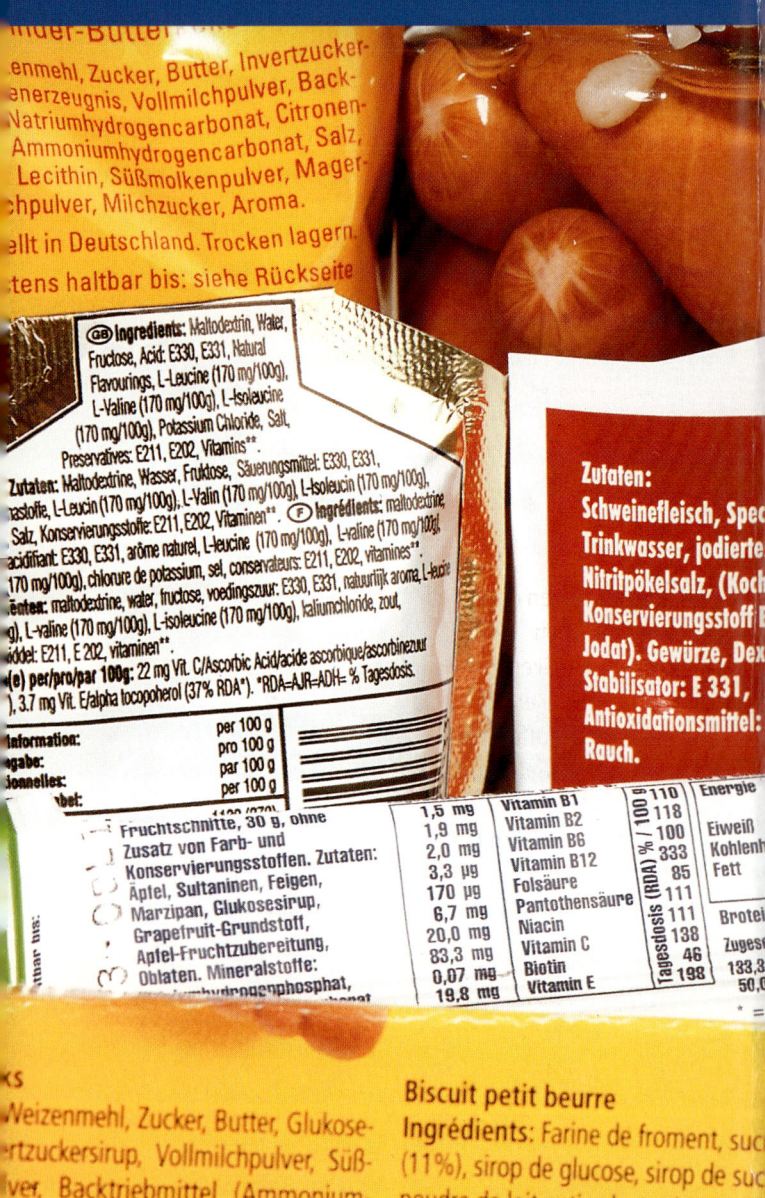

Essen und trinken verstehen

Was auch immer wir essen, sie sind meistens dabei: **die Zusatzstoffe.** Diese Stoffe werden als Zutat unzähligen Lebensmitteln, aber auch Medikamenten und Körperpflegemitteln zugesetzt. Ohne Zusatzstoffe geht nichts mehr, ist die Auffassung der Industrie. So ist der Verbraucher mehreren tausend Substanzen ausgesetzt, von denen er kaum eine mit Namen kennt, deren E-Nummern ihm nichts sagen, und deren Zusatz er größtenteils als überflüssig und bedrohlich einschätzt. Das durch ständig neue Lebensmittelskandale zunehmend kritische Verbraucherbewusstsein konzentriert sich auch auf diese unüberschaubare Menge von Zusatzstoffen. Der Informationspegel zwischen Panikmache („unbekannte, gefährliche Schluckobjekte") und seriöser Informations- und Aufklärungsarbeit schlägt dabei bisher mehr in Richtung Angstmacherei aus.

Seit vielen Jahren kursieren Flugblätter, auf denen die angeblich bedrohlichsten E-Nummer-Substanzen als „Krebs erregend" oder „gefährlich" angegeben sind. Laienhaft gilt hier Zitronensäure (E 330) als gefährlich; äußerst bedenkliche Stoffe, wie der Farbstoff Azorubin (E 122) werden dagegen unverantwortlich als harmlos bewertet. Die Verursacher der lancierten Schock-Infos sind bis heute unbekannt; die auf einigen Listen als Initiatoren der Flugblattverbreitung angegebenen Kliniken (z.B. in Frankreich) distanzieren sich von den gefälschten Druckerzeugnissen. Offizielle Stellen, wie unter anderem das BMG (Bundesministerium für Gesundheit) und die DGE (Deutsche Gesellschaft für Ernährung), warnen immer wieder vor diesen dubiosen Verbraucherinformationen. Die Informationsflut kann der einzelne kaum bewältigen und auf ihre Richtigkeit hin überprüfen. Letztlich muss jeder aus seiner persönlichen Situation heraus entscheiden, wie wichtig ihm ein Bemühen um Detailkenntnisse und deren Einschätzung ist, und für wie notwendig er es aufgrund seiner gesundheitlichen Situation hält, den Genuss zusatzstoffreicher Lebensmittel zu reduzieren.

Unentbehrliche Zusatzstoffe

Unsere Lebensgewohnheiten haben sich in den letzten Jahrzehnten entscheidend verändert und mit ihnen auch die Verzehrsgewohnheiten. In jedem Jahrzehnt entwickelte sich eine typische Esskultur; doch egal ob Fress-, Diät-, Öko-, Fast- oder Slowfood-Welle, eine Branche boomte scheinbar unbehelligt von temporären Geschmackstrends: die Nahrungsmittelindustrie. Rund 60 % der Nahrung wird von den Giganten der Nahrungsmittelindustrie produziert, mit steigender Tendenz. Das Verbraucherbedürfnis nach Einsparung von Arbeit und Zeit durch Convenience- (Bequemlichkeits-) Mahlzeiten macht diese Entwicklung möglich. So werden sich auch in Zukunft Tausende von Food-Designern, Lebensmittelchemikern, Aromaingenieuren, Verfahrenstechnikern und anderen Fachleuten des Nahrungs- und Genussmittelgewerbes ehrgeizig mit Kreationen neuer Essensgenüsse beschäftigen. Die unzähligen Produkte gibt es gleich mit Erfolgsgarantie. Mit dem Motto „ab in die Mikrowelle" oder „rein ins Wasser, aufkochen, umrühren, fertig", kann kaum noch etwas schief gehen. Die Fertigkost-Varianten gibt es vom einfach-bescheidenen Billiggericht über die Mittelklasse-Version bis hin zur teuren Premium-Gourmet-Ausgabe.

Damit auch noch Profanes, wie Mehl-Wasserbrei, Kartoffelscheiben oder gar tierische und Lebensmittelabfälle nach technologischem Rundumschlag zum Gaumenkitzel wird (die Patentanträge erinnern eher an neue Wege der Abfallbeseitigung als an Essbares), ist einiges an Zusätzen notwendig, soll das Produkt gute Marktchancen haben. Doch nicht nur die Extreme konfrontieren uns mit Zusatzstoffen, das umfangreiche, weitgehend saisonunabhängige, tägliche Lebensmittelangebot wäre ohne weitere Hilfsstoffe nicht möglich. Den Freibrief für wilde Mixturen gibt es jedoch nicht. Der Verbraucherschutz, so steht es zumindest geschrieben, hat oberste Priorität. Dementsprechend sind Zusatzstoffe bei der Gewinnung, Herstellung und Zubereitung von Lebensmitteln grundsätzlich verboten! Aber keine Regel ohne Ausnahme: Der Einsatz von Zusatzstoffen ist dann erlaubt, wenn diese ausdrücklich per Rechtsverordnung zugelassen sind.

Ein Hauch Juristisches

Geregelt ist der Einsatz dieser Stoffe in der „Zusatzstoff-Zulassungsverordnung (ZZulV). Voraussetzung für die Zulassung als Lebensmittelzusatz sind der Nachweis der technologischen Notwendigkeit (ohne Verbrauchertäuschung) sowie die gesundheitliche Unbedenklichkeit. Gründe für den Einsatz von Zusatzstoffen: Verlängerung der Haltbarkeit, bestimmte Beschaffenheit, höchstmögliche Wassereinlagerung in schnittfesten Endprodukten, gleichmäßige Verteilung

unterschiedlich großer Bestandteile, intensive Vermengung schwer mischbarer Rohstoffe, Volumenvergrößerung, Kontinuität in Aussehen, Geschmack, Geruch und Kauempfinden, Steigerung des Nährwerts, billigere Produktion, Transportstabilität, Kaufanreiz.

Nicht alles, was einem Lebensmittel zugesetzt wird, ist zulassungs- und kennzeichnungspflichtig. Für immense Mengen von Hilfsstoffen (Klär-, Antischaum-, Entkeimungsmittel etc.) genügt es, dass sie nur in technisch unvermeidbaren, unbedenklichen Mengen im Endprodukt verbleiben. Auch die reichlich eingesetzten Enzyme und Mikroorganismen unterliegen nicht dem Verbotsprinzip. Rezeptfrei gibt es sogar antibiotisch wirksame Beigaben wie Nisin (E 234) in Mascarpone-Käse oder das für Käseoberflächen verwendete Antimykotikum bzw. Polyen-Antibiotikum Natamycin (E 235).

„Eines für alle" gilt als Devise auch im Zusatzstoffrecht für die Mitgliedstaaten der Europäischen Union (EU). In zahlreichen Ländern mussten nationale Bestimmungen hinsichtlich der Zusatzstoffmengen, erlaubter Lebensmittel, Kennzeichnung etc. angeglichen werden:

● ursprünglich verbotene Zusatzstoffe wurden wieder erlaubt
● zahlreiche Zusatzstoffe sind neu hinzugekommen (und werden noch hinzukommen)
● die Mengenbegrenzung für einige Zusatzstoffe wurde erhöht

Der Vorteil: Egal, in welchem EU-Land man sich aufhält, es gibt selbst bei mangelnden Fremdsprachenkenntnissen keine Schwierigkeiten, die Zutatenliste auf den Etiketten bekannter und unbekannter Lebensmittel zu verstehen – die E- Nummer macht's möglich!

Geheimcode E-Nummern

Was jedem (teilweise undefinierbar) durch Verpackungsaufschriften unzählige Male in die Finger kommt, ist das Ergebnis intensiver Bemühungen um Klarheit und Vereinfachung für die Verbraucher.

Das „E" steht für Europa und gilt mit der nachfolgenden Nummer als international anerkannter Code für zugesetzte Substanzen. Auch Länder, die nicht der EU angehören, wie unter anderen die Schweiz und Norwegen, bedienen sich des E-Nummern-Systems.
Die mit 100 beginnende Zahlenfolge ist nicht lückenlos; ebenso wenig ist es möglich, zahlenmäßig voneinander abgegrenzte Stoffgruppen zu bilden (z.B. von 100-200 Farbstoffe usw.), da viele Zusatzstoffe mehrere Funktionen erfüllen können.

Vom Verwendungszweck zum Klassennamen

Aus den Anwendungsmöglichkeiten der einzelnen Zusatzstoffe ergibt sich ihre Zuordnung zu Wirkstoffgruppen, die einen Klassennamen haben. Bei mehreren Einsatzbereichen eines Zusatzstoffes bestimmt seine Hauptfunktion die Gruppenzugehörigkeit. Adipinsäure, E 355, ist beispielsweise als Geschmacksverstärker geeignet, wird aber überwiegend als Säuerungsmittel oder Säureregulator eingesetzt, erscheint also unter diesem Klassennamen in der E-Nummern-Liste. Die Suche nach verpönten E-Nummern ist oft nicht erfolgreich, da es für die meisten genügt, den Klassennamen anzugeben. Dem Verbraucher ist es dann nicht möglich, zwischen unbedenklicher und bedenklicher Ware zu unterscheiden.

Tabelle 1 weist die große Palette der Zusatzstoffklassen aus, hinter denen sich derzeit knapp über 300 Stoffe (Stand: Nov.'99) mit zugeteilter E-Nummer verbergen.

Weniger ist mehr

Die in der Rechtsgrundlage aufgeführten Zusatzstoffe dürfen, aber müssen nicht eingesetzt werden! Es wäre allerdings eine Illusion zu glauben, dass ein „Müssen nicht" von Relevanz für Lebensmittelhersteller wäre. Eher ist von einem „Was geht denn noch" auszugehen! Nach dem Paracelsus-Prinzip „die Dosis macht das Gift", ist man von offiziellen Stellen, (wie dem WHO/FAO-Zusatzstoff-Expertenkomitee und dem wissenschaftlichen Expertengremium SCF) bemüht, einen risikolosen Einsatz von nahrungsmittelgeeigneten

Tab. 1: Klassennamen und Wirkungsvermerke für Zusatzstoffe

A-	Antioxidationsmittel	**S-**	Säure, Säuerungsmittel
B-	Backtriebmittel	**SR-**	Säureregulatoren
C-	Komplexbildner	**SM-**	Schaummittel
E-	Emulgatoren	**SV-**	Schaumverhüter
F-	Farbstoffe	**SS-**	Schmelzsalze
Fe-	Festigungsmittel	**St-**	Stabilisatoren
FS-	Farbstabilisatoren	**Sü-**	Süßungsmittel
G-	Geliermittel	**TG-**	Treibgase, Schutzgase
GV-	Geschmacksverstärker	**Tr-**	Trägerstoffe, Trennmittel
K-	Konservierungsmittel	**Ü-**	Überzugsmittel
M-	Mehlbehandlungsmittel	**V-**	Verdickungsmittel
Min-	Mineralstoff	**W-**	Feuchthaltemittel
MS-	Modifizierte Stärken	**Vit-**	vitaminwirksam

Zusatzstoffen zu garantieren. Das Zauberwort zur Verbraucherberuhigung heißt „Höchstmenge".

Grundsätzlich gilt, dass nur die Menge eines Zusatzstoffes zugelassen wird, die für einen bestimmten Effekt unvermeidlich ist und sich in den Zulassungstestverfahren als unbedenklich erwiesen hat. Dementsprechend kommen für die Verwendung der einzelnen Substanzen zwei Auflagen in Frage:

1. Das Quantum-satis-Prinzip: Ein genauer Wert für die verwendbare Zusatzstoffmenge ist nicht festgelegt; entscheidend ist, so wenig wie möglich zu verwenden und keine Irreführung der Verbraucher zu bewirken.

2. Das Höchstmengen-Prinzip: Durch die vorgeschriebene Höchstmenge wird die Zugabe des Zusatzstoffs für einzelne Lebensmittel begrenzt. Die gesetzlichen Höchstmengenvorgaben (in mg oder g pro kg Lebensmittel) beziehen sich immer auf das verzehrfähige Endprodukt.

Zusatzstoffe auf dem Prüfstand

Der Festlegung einer Höchstmenge geht ein langwieriges Stufenverfahren voraus. An dessen Anfang stehen Tierfütterungsversuche zur Ermittlung der unwirksamen, also nebenwirkungsfreien Dosis NEL (No Effect Level) der Einzelsubstanz. Über weitere Sicherheitsabschläge wird der sog. ADI-Wert (Acceptable Daily Intake) festgestellt, die Dosis in mg pro kg Körpergewicht, die selbst lebenslang täglich verzehrt, als duldbare Rückstandsmenge angesehen wird. Dieser ADI-Wert ist noch nicht gleichbedeutend mit der Höchstmenge. Über weitere Zwischenstufen mit Sicherheitsspannen, in denen die maximale Aufnahme eines Zusatzstoffs bei normaler Mischkost (aber was ist an unserer Ernährung das Normale?) schätzend berücksichtigt wird, ergibt sich schließlich die gesetzlich verankerte Höchstmenge.

Ist der Einkauf im Supermarkt, das Essen in der Kantine oder beim Schnellimbiss ein hochgradiges Gesundheitsrisiko? Aus toxikologischer Sicht für viele Wissenschaftler Unsinn; selbst bei extrem einseitiger Ernährung soll keine gesundheitliche Gefahr durch Zusatzstoffe in Lebensmitteln bestehen.

Andererseits ist auch im Ernährungsbericht der Bundesregierung von 1992 Kritisches über Lebensmittelallergien und -intoleranzen im Zusammenhang mit Zusatzstoffen zu lesen. Neben anderen Gründen wird der „Trend zum Verzehr vorgefertigter Speisen und Speisehilfen" als Mitursache für die Zunahme von Unverträglichkeitsreaktionen benannt. Selbst für Fachleute ist nicht mehr überschaubar, was in zahlreichen Produkten drin ist. Die propagierte Sicherheit scheint sehr zweifelhaft.

Besorgniserregend für viele Verbraucher sind folgende Verdachtsgründe:

● *Die Übertragbarkeit von Tierversuchsergebnissen auf den Menschen* ist unsicher, trotz scheinbar großer Sicherheitsspannen. Die Orientierung am Gesunden mit einem bestimmtem Körpergewicht wird als zu verallgemeinernd angesehen. Unberücksichtigt bleiben vor allem Kinder, kran-

ke und alte Menschen sowie Frauen während der Schwangerschaft und Stillzeit.

● *Das Zusammenwirken natürlicher Inhaltsstoffe mit zugesetzten Substanzen* und den unerwünschten Begleitstoffen (z. B. Rückständen und Hilfsstoffen) ist seltenst bekannt. Nebulös sind Phänomene gegenseitiger Wirkungsverstärkung (z.B. zwischen einem Schwermetall oder einem Pestizid und einzelnen Zusatzstoffen); Ebenso, welche Aus- und Wechselwirkungen die entstehenden Abbauprodukte der Zusatzstoffe in unserem Körper haben.

● *Die Summation jedes Zusatzstoffes* ist nicht mehr kalkulierbar und kann durchaus zur Überschreitung des jeweiligen ADI-Werts führen.

Allergie – Revolution im Immunsystem

Neben Stoffwechselstörungen, wie auch der vergleichsweise seltenen Erkrankung Phenylketonurie, ist es in erster Linie das Krankheitsphänomen Allergie, das Verbrauchern Zusatzstoffe suspekt macht. Ob echte Allergie mit Antigen-Antikörper-Reaktion, Pseudoallergie oder Intoleranzreaktionen, die vielfältigen Symptome sind für die Betroffenen gleichermaßen beeinträchtigend und teilweise bedrohlich. Durch Zusatzstoffe kommt es nicht zu einer „echten" Allergie mit Immunreaktion, sondern zu pseudoallergischen Reaktionen. Die Intensität der rasch eintretenden Unverträglichkeitsreaktionen hängt dabei von der aufgenommenen Dosis der Störsubstanz ab. Wichtigster Schritt ist, mit ärztlicher Hilfe und Geduld diese zu ermitteln und durch gezielte Lebensmittelauswahl zu meiden. Unter den Zusatzstoffen sind es vorrangig die Azofarbstoffe, Schwefel- und Phosphorverbindungen, Nitrat/Nitrite, Enzyme und alle Substanzen gentechnischer Herkunft, die gerade Betroffene bei ihren Kaufentscheidungen besonders im Visier haben sollten.

Symphonie der Sinne – mit Aromen gegen den guten Geschmack

Vieles Ess- und Trinkbare wird erst durch Geschmacksverstärker, Süßstoffe, Farbstoffe, vor allem aber Aromastoffe zum Umsatzrenner. Gelungene Kompositionen für sinnliche Genüsse machen einiges zum Trend-Genussmittel Ob Fertiggerichte, Erdnussflips, Likör bis hin zu Zahncreme und Tierfutter – ohne Aromen scheint kaum noch etwas genießbar zu sein.

Schon etwa 4000 v. Chr. wurde mit Destillaten verfeinert; der Durchbruch für die heutigen Möglichkeiten gelang aber erst Mitte des 19. Jh., als Aromen erstmals chemisch gewonnen werden konnten. Seitdem entwickelt sich Geschmacksdesign aus dem umfangreichen Aromen-Repertoire mit ungebrochener Dynamik und grenzenlosen Variationen. Diesen Zusätzen fast unvermeidlich ausgesetzt, wird der Verbraucher von Kindesbeinen an geschmacksspezifisch programmiert. Was unter diesem Langzeiteinfluss noch von den diffizilen Sinnesleistungen natürlicher Geschmacksprägung und gesundem Geschmacks- und Geruchsempfinden erhalten bleibt, ist äußerst kritisch zu sehen. „Ess-thetik" um jeden Preis?

Tab.2: Aromastoffe und ihre Herkunft

Natürliche Aromastoffe: Natürliche Einzelsubstanzen pflanzlicher oder tierischer Herkunft, physikalisch, enzymatisch oder mikrobiologisch gewonnen; es handelt sich nicht unbedingt um einen reinen Extrakt aus dem natürlichen Ausgangsprodukt

Naturidentische Aromastoffe: Synthetische Aromen, die möglichst identisch nach ihren natürlichen Vorbildern hergestellt oder durch chemische Verfahren aus pflanzlichen und tierischen Rohstoffen gewonnen wurden

Künstliche Aromastoffe: Kreationen von Einzelaromen und Aromengemischen aus dem Labor; es gibt keine Vorbilder aus der Natur

Aromaextrakte: konzentrierte und nichtkonzentrierte Aromen pflanzlicher oder tierischer Herkunft, physikalisch, enzymatisch oder mikrobiologisch gewonnen

Was nach nichts schmeckt, kann durch einen Aromacocktail aus rund 500 Einzelaromen wundersam zu einem „Erdbeer"-Genuss werden; was durch Konservierungsstoffe einen unangenehmen Beigeschmack bekommen hat, wird mit Aromen auf schmackhaft getrimmt. Mindestens 50 bis 100 Stoffe sind für ein harmonisch aromatisiertes Endprodukt nötig.

Was die Natur zu bieten hat, reicht nicht mehr aus und ist in der Gewinnung zu teuer. Der industrielle Bedarf kann nur durch gezielte Produktion, auch gentechnischer, gedeckt werden (Tab. 2).

Geheimsache Aromendeklaration

In hohem Maße unbefriedigend ist die Kennzeichnung von Aromastoffen. Nur sehr wenige gelten, allerdings ohne E-Nummer, als Zusatzstoffe. Für den überwiegenden Teil von mehreren tausend Stoffen hat die Aroma-Verordnung Gültigkeit. Sie schreibt vor, dass auf dem Etikett im Zutatenverzeichnis die Angabe „Aroma" genügt; genauere Bezeichnungen oder Aromabeschreibungen sind freiwillig. Lediglich für den zusätzlichen Vermerk „natürlich" muss garantiert sein, dass die verwendeten Substanzen mit Sicherheit den natürlichen Aromastoffen oder Aromaextrakten (siehe Tab. 2) angehören. Die Aromenherkunft aus Gensojaproteinen oder durch gentechnisch manipulierte Mikroorganismen ist derzeit für Verbraucher nicht ersichtlich; im Jahr 2000 sollen erste Kennzeichnungsvorschriften in Kraft treten.

Klarheit im Etikettendschungel – Kennzeichnung von Zusatzstoffen

Verbraucher wollen wissen was drin ist in den Lebensmitteloriginalen, -imitaten und Mixkreationen, tellerfertig oder zur Zubereitung am heimischen Herd. Was gut lesbar auf den Etiketten zu stehen hat, schreibt die Verordnung über die Kennzeichnung von Lebensmitteln (LMKV) vor. Doch wie so oft: Ausnahmen bestätigen die Regel. So unterliegen beispielsweise Kakao und -erzeugnisse, Zuckerarten, Honig, Aromen, Milchprodukte und einiges andere besonderen Verordnungen. Auch lose Ware, Kleinstpackungen (bis Briefmarkengröße), tafelfertige Portionsgerichte für die Gemeinschaftsverpflegung und Lebensmittel, die direkt vor Ausgabe und Verzehr zubereitet werden, müssen nicht alle Bestimmungen der Kennzeich-nungsverordnung erfüllen. Das schafft Freiräume. Womit in der Billiggastronomie gerechnet wird, das schreckt Gäste von Gourmet-Tempeln. Auch hier bedient man sich zunehmend standardisierter Fertigware – kennzeichnungsfrei. Ein Hauch mehr an Verfeinerung und ein appetitanregendes Teller-Design sollen über den preisbrecherischen Fauxpas der Küchencrew hinwegtäuschen. Für gesundheitsbewusste Genießer und Menschen mit gesundheitlichen Problemen sind das unzumutbare Bedingungen und unüberschaubare persönliche Risiken, für alle Freunde der Außer-Haus-Beköstigung eine massive Einschränkung der individuellen Beurteilungsmöglichkeit und Entscheidungsfreiheit, die sonst durch die Deklarationspflicht wenigstens annähernd gegeben ist. Auf der (fast) sicheren Seite ist der Verbraucher bei verpackten Lebensmitteln, denn: keine Vermarktung ohne die fünf Mindesthinweise auf dem Etikett:

- Verkehrsbezeichnung (eindeutige Bezeichnung des Lebensmittels)
- Name/Firma und Anschrift des Herstellers, Verpackers oder im Rechtsbereich der EU niedergelassenen Verkäufers sowie die Chargennummer
- Verzeichnis der Zutaten
- Mindesthaltbarkeitsdatum oder Verbrauchsdatum
- Mengenangabe (Gesamtgewicht des Inhalts, Stückzahl, Abtropfgewicht)

Zusatzstoffe sind immer im Zutatenverzeichnis angegeben. Die Auflistung der Zutaten erfolgt grundsätzlich in der absteigenden Reihenfolge ihres Gewichtsanteils. In Kalbsleberwürstchen, auf deren Etikett unter Zutaten zu lesen ist: Schweinefleisch, Schweineleber, Kalbfleisch, Nitritpökelsalz, Emulgator 472c usw., ist demnach mehr vom Schwein als vom Kalb und keine Kalbsleber enthalten! Auch wenn

für die Instant-Waldpilzsuppe der erste Pilz erst an neunter Position in der Zutatenliste auftaucht, gefolgt von mehreren kritischen Zusatzstoffen, wird das Verständnis, wie aus dem Gemisch von Fett, Milcheiweiß, Zwiebel, Zucker, Glutamat, Phosphat und Pilzen eine Feinschmecker-Suppe werden soll, überstrapaziert.

Enthält ein Nahrungsmittel deklarationspflichtige Zusatzstoffe, erscheinen diese wegen der geringen Menge in den letzten Positionen. Dort wird erst ihr Klassenname genannt (z.B. „Farbstoff"), anschließend die chemische Bezeichnung der Einzelsubstanz oder stattdessen deren E-Nummer. Beispiel: „Farbstoff Chinolingelb" oder alternativ „Farbstoff E 104".

Sind in einem Produkt mehrere *Farbstoffe* enthalten, dürfen diese nach dem Klassennamen in beliebiger Reihenfolge aufgeführt werden, unabhängig ihres mengenmäßigen Anteils. Der Klassenname *Süßungsmittel* wird in der Kennzeichnungs-VO nicht berücksichtigt. Zuckeraustauschstoffe werden lediglich mit ihrer Verkehrsbezeichnung (z. B. Xylit) im Zutatenverzeichnis erwähnt. Bei einem Gehalt von über 100 g/kg an Zuckeraustauschstoffen muss zusätzlich auf der Verpackung der Hinweis „Kann bei übermässigem Verzehr abführend wirken" vermerkt sein. Bei Tafelsüßen aller Art hat dieser Vermerk grundsätzlich zu erfolgen. Süßstoffe sind innerhalb der Zutatenliste mit dem Begriff „Süßstoff" kenntlich zu machen, gefolgt von der genauen Bezeichnung der Stoffe oder deren E-Nummer (z.B. „Süßstoff Cyclamat" oder „Süßstoff E 952").

Durchblick im Etikettenwirrwarr

Wer auf Etiketten die oft sehr klein gedruckte, bei metallischen Kleinverpackungen teilweise gar nicht mehr zu entziffernde Zutatenangabe nach E- Nummern absucht, wird häufig keine mehr finden. Die immer wieder auflebende, kritische öffentliche Problematisierung um das Pro und Contra von Zusatzstoffen (wie die ursprünglich erfolgreiche Ablehnung, durch EU-Anpassung aber wieder durchgesetzte Zulassung von Tartrazin, E 102), hat die Hersteller umdenken lassen, allerdings nicht in Richtung Substanzreduktion. Die rechtlich legitime Beschränkung auf den Namen anstelle der E-Nummer deckt den Schleier der Harmlosigkeit auf manch fragwürdiges Produkt! Ein Chemielexikon scheint ein Muss zu sein, oder es bleibt für viele nur noch die Resignation. Was durch die Angaben klar erscheint, ist längst nicht immer sicher und zufrieden stellend. Ausnahmen und Gesetzeslücken erschweren den Überblick: Eine vor der Weiterverarbeitung mit Zusatzstoffen behandelte Zutat zwingt nicht zu deren Angabe im Endprodukt. So „verschwindet" ein Konservierungsstoff unerkannt in einem Joghurt, wenn er durch die Fruchtzubereitung hineingelangt und so nicht deklarationspflichtig ist. Hinzu kommen Fremdstoffe in unzähligen Halbfertig- und Fertigprodukten, die nicht deklariert werden müssen. Einige Zusatzstoffe erfordern zusätzliche Vermerke. In Verbindung mit der Verkehrsbezeichnung ist dann auf dem Frontetikett zu lesen: bei

Oliven „geschwärzt", bei Zitrusfrüchen mit Überzugsmittel „gewachst", bei Zitrusfrüchten mit Konservierungsmitteln „konserviert mit ...", bei Trockenobst „geschwefelt". Schwefeldioxid muss nur bei zugesetzten Mengen über 50 mg je kg oder Liter deklariert werden (getrocknete Aprikosen, Pflaumen oder Feigen dürfen bis 2000 mg/kg enthalten!), Phosphorsäure und Phosphate unterliegen grundsätzlich einem Kennzeichnungszwang.

Sonderfall Genfood

Zusatzstoffe, die gentechnisch veränderte Organismen sind, diese enthalten oder durch sie hergestellt wurden, sind derzeit noch von der Deklarationspflicht ausgenommen, sollen aber im Verlauf des Jahres 200 kennzeichnungspflichtig werden. Für genmanipulierte Lebensmittel als Ganzes regelt die EU-weit gültige *Novel-Food-Verordnung* die Kennzeichnung. Danach fallen unter die Deklarationspflicht u. a. veränderte Organismen (z.B. Joghurtkulturen und die berühmt gewordene Flavr-Savr-Tomate, auch Antimatsch-Tomate), in der Zusammen-

setzung nachweisbar veränderte Erzeugnisse und solche mit verändertem Allergiepotential. Es ist für den Nachweis ein Schwellenwert von 1% Gehalt vorgesehen. Auf einem entsprechenden Soja- oder Maisprodukt würde dann gut lesbar stehen: „hergestellt aus gentechnisch veränderten Sojabohnen" oder „hergestellt aus gentechnisch verändertem Mais". Von der Gentechnik-Kennzeichnung weiterhin ausgenommen sind Enzyme, Träger- und Hilfsstoffe, von denen ein großer Teil gentechnisch hergestellt wird und die häufig zumindest teilweise im Lebensmittelprodukt verbleiben. Umstritten sind vor allem die mit Hilfe gentechnisch veränderter Bakterien und Pilze gewonnenen Enzyme, die vielfältigen Einsatz vor allem im Back-, Fleisch- und Brauereigewerbe, bei Stärkeabbauverfahren (zu Zucker) und der Käseherstellung finden. Bekanntestes Beispiel ist die breite Anwendung des Chymosins in der Käseherstellung. Mit dem aus Schimmel-, Hefepilzen oder Bakterien gentechnisch gewonnenen Ersatz-Chymosin ist vor allem bei allen Hartkäsesorten zu rech-

nen, kennzeichnungsfrei!
Ein kleiner Hoffnungsschimmer liegt in der nationalen Verordnung, die den Etiketthinweis „gentechnikfrei" bzw. „ohne Gentechnik" zulässt. Dieser Hinweis soll garantieren, dass absolut nichts in dem Lebensmittel mit gentechnischen Verfahren zu tun hatte, in diesem Fall auch die verwendeten Zusatzstoffe nicht. Ob dieser Anspruch zu verwirklichen ist, bleibt zweifelhaft, aber er ist ein wichtiger Schritt zur Substanz- bzw. Risikominimierung.

Richtig einkaufen – gesünder genießen

Gesundheitsbewusster Lebensmitteleinkauf wird in Zukunft noch schwieriger. Der Aufwand dafür lohnt sich, denn mit nichts kommt unser Körper so intensiv in Berührung wie mit Nahrung. Hier sind die wichtigsten Einkaufshilfen zusammengestellt:

● Gewöhnen Sie sich an, bei jedem Produkt einen Blick auf die Zutatenangabe zu werfen! Sie enthüllt nicht alles, aber vieles.

● Gönnen Sie sich wieder Zeit zum Selbstkochen. Dann ist der Kauf frischer, unbehandelter Ware möglich und Sie haben natürliche „Light-Produkte". Je weniger Fertiggerichte, umso besser!

● Bevorzugen Sie Lebensmittel aus ökologischer Landwirtschaft! Auch sie können nicht völlig unbelastet sein, sind aber immer die schadstoff- und rückstandsärmere Alternative.

● Achten Sie beim Biokauf auf die eingetragenen Warenzeichen! Der „Bio"welle haben sich viele Hersteller mit qualitativ minderwertigen Produkten angeschlossen, kaschiert mit Namen und Emblemen, die auf den ersten Blick leicht mit den echten zu verwechseln sind.

● Machen Sie sich Manipulation und Verführung durch zielgruppengerechte Werbung und psychologisch gesteuerte Verkaufsauslage bewusst.

● Entwickeln Sie sich zum kritischen, selbsbewussten Käufer! Sie entscheiden, welche Lebensmittel Ihr Geld wert sind.

● Werden Sie nicht zum Gewohnheitskäufer! Unbemerkt

kann ein Produkt, das Sie einmal für gut befunden haben, bei gleich gebliebenem Outfit mit unerwünschten Zutaten bereichert worden sein.

● Lassen Sie sich nicht durch fehlende E-Nummern täuschen! Unser Einkaufsführer hilft Ihnen beim Entschlüsseln und Bewerten von Namen!

● Meiden Sie Produkte, die Sie über Inhaltsstoffe nur unbefriedigend informieren, besonders wenn Sie bestimmte Stoffe nicht vertragen

● Lassen Sie sich – soweit überhaupt möglich – nicht auf Genfood ein! Die Folgen sind noch nicht abschätzbar.

Wie Sie diese Buch nutzen können

Im Grunde so, wie Sie wollen; Anleitungen sind nicht zwingend nötig, die Ampelfarben sprechen eine eindeutige Sprache. Der Text erfordert kein systematisches Lesen von vorne bis hinten. Trotz des inhaltlichen „roten Fadens" ist der Einstieg in jeden Abschnitt mittendrin möglich. Zu fast allen Aspekten gäbe es viel Interessantes, Spannendes

zu schreiben. Intention dieses Buches ist aber nicht, Ihnen einen Lebensmittelkrimi oder Sciencefiction anzubieten, sondern eine effektive Einkaufshilfe mit praktisch-schlüssigem Handling. Dabei verstehen sich die Anregungen nicht als unumstössliche Wahrheiten. Keinem ist eine hundertprozentig sichere Analyse und Qualitätsbeurteilung von Lebensmitteln möglich.

Mit diesem Realitätsbewusstsein ist an die tägliche Entscheidung für das, was wir essen, heranzugehen. In diesem Sinne können wir das Ergebnis eingehender Recherchen knapp und übersichtlich darstellen und nach bestem Wissen und Gewissen bewerten, nicht aber die Entscheidung dem Einzelnen abnehmen und verantworten.

Auch unsere Bewertungen sind subjektiv. Sich auf drei Einschätzungen (grün, gelb, rot) einzulassen und damit Übersichtlichkeit zu schaffen, ist praktisch, aber auch schwierig. Gerne hätten wir für eine differenziertere Gewichtung auch mal ein Plus, ein Minus oder eine Zwischenwertung vergeben. Häufig waren Studienergebnisse von Tierversuchen für uns Anlass, ein Gelb zu vergeben, trotz mangelnder Übertragbarkeit auf den Menschen. Es schien uns zumindest Vorsicht geboten. Auch die Problematik der Substanzsummation, der Blick auf gängige Ernährungspraktiken – weniger nur die isolierte Betrachtung der Einzelsubstanz – war uns bei der Entscheidungsfindung wichtig. Für einige Zusatzstoffe, besonders ganz neu zugelassene oder solche, die sich derzeit gerade in der nationalen Umsetzungsphase befinden, liegen oft noch keine Untersuchungsdaten vor. Hier mussten wir „unter Vorbehalt" entscheiden.

Die gleiche Unsicherheit besteht für gentechnisch hergestellte Stoffe. Sie finden unter Gewinnung den entsprechenden Hinweis, in die Bewertung ist die Genherkunft nicht eingeflossen, sonst hätte es kaum noch einen grünen Punkt gegeben.

Erklärungshilfen

● *Unbedenklich*. Sie können sich recht sicher fühlen, wenn Sie die Stoffe in Maßen aufnehmen, sich vielseitig mit hohem Frischkostanteil ernähren und der Hauptanteil Ihrer Nahrung nicht aus Fertigprodukten besteht. Nebenwirkungen sind bisher nicht bekannt, oder es gilt in Einzelfällen der Zusatz „unter Vorbehalt".

● *Bedenklich*. Hier ist Skepsis angebracht. Es haben sich nicht nur im Tierversuch Auffälligkeiten und unerwünschte Begleiterscheinungen gezeigt.

● *Sehr bedenklich*. Es gilt absolute Warnung. Zwar gilt durch die Zulassung der getesteten Einzelsubstanz deren offizielle Unbedenklichkeit, aber das toxische und allergene Potential stellt ein unkalkulierbares Risiko dar.

„In zahlreichen Lebensmitteln" bedeutet, dass in unzähligen Produkten mit diesen Stoffen gerechnet werden muss, unabhängig von den aufgezählten Beispielen; Produktvergleich lohnt.

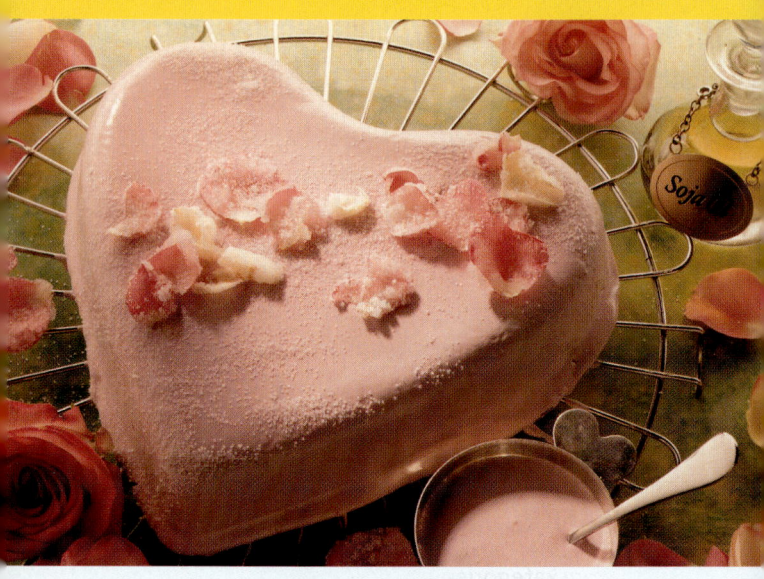

Farbstoffe

Vor den aus Verbrauchersicht unnötigsten Zusatzstoffen gibt es nur schwer ein Entrinnen. Selbst im hellen Vanillepudding ist, von Konsumenten nicht erwartet, der gesundheitsgefährdende Azofarbstoff Tartrazin (E 102) enthalten!

Mit ihrer kosmetischen Funktion sollen Farbstoffe dem Käufer Appetitlichkeit und Frische der Lebensmittel suggerieren, ihn zum Essen animieren. Farbverluste der Rohzutaten sind während der industriellen Verarbeitung unvermeidbar. Da aber „das Auge mitisst", blasse Farben nicht besondere appetit- und genussfördernde Wirkung haben und die optische Wahrnehmung zu einer bestimmten Geschmackserwartung führt, liegt es nahe, Lebensmittel durch Zusätze wieder ihrem Originalfarbton anzugleichen.

Rote Lebensmittel lassen einen hohen Fruchtanteil vermuten (was ein Trugschluss sein kann), bei dunklen Backwaren wird ein hoher Vollkorn- oder Kakaoanteil erwartet (Zuckerkulör macht's möglich)!

Farbzusätze können Mängel des Lebensmittels maskieren und bessere Qualität vermuten lassen, weshalb es rechtliche Vorschriften zum Schutz vor Täuschung gibt. Dennoch ist diese Zusatzstoffgruppe die umstrittenste, da der fragwürdigen Notwendigkeit ihres Einsatzes in besonderem Maß die Problematik gesundheitlicher Bedenklichkeit gegenübersteht. Das Gefahrenpotential gilt allerdings nicht für alle Farbstoffe. Für 30 Lebensmittel bzw. Lebensmittelgruppen sind Farbstoffe ausnahmslos verboten.

Zu unterscheiden sind Farbstoffe natürlicher Herkunft von synthetisch hergestellten; aus Kostengründen ist in Lebensmitteln überwiegend mit synthetisierten Substanzen zu rechnen. Die Farbstoff-Richtlinie in der Zusatzstoff-Zulassungsverordnung unterscheidet drei Zulassungskategorien:

1. Farbstoffe, die – mit einigen Ausnahmen – Lebensmitteln allgemein zugesetzt werden dürfen,
2. Farbstoffe, die in begrenzter Menge nur in bestimmten Lebensmitteln verarbeitet werden dürfen,
3. einige Lebensmittel (25), für die nur bestimmte Farbstoffe zugelassen sind (z. B. für Mimolette-Käse nur eine begrenzte Menge E 160b).

● **E 100** KURKUMIN – Farbe: Gelb
Gewinnung: natürlich und synthetisch
Kann enthalten sein: z. B. in Currypulver und -saucen, Senf, Saucen, Suppen, Reisfertiggerichten, Kartoffelflocken, Konfitüren, Gelees, Marmeladen, Chutney, kandierten Früchten und Gemüsen, Süßwaren, Fischpasten, Wurst, nichtalkoholischen mit Aromastoffen versetzten Getränken

● **E 101** RIBOFLAVIN – Farbe: Gelb-Grün
Gewinnung: natürlich und synthetisch, bei dem Farbstoff handelt es sich um Vitamin B_2

RIBOFLAVIN-5'-PHOSPHAT
Gewinnung: synthetisch
Können enthalten sein: in Lebensmitteln allgemein, z. B.
Maronencreme, Flammeris (Pudding), Desserts, Klein-
gebäck, Tortendekor und -füllungen, Kuchen, Mayon-
naise, Suppen, Teigwaren, Kunstspeiseeis, behandeltem
Obst und Gemüse, in Essig, Speiseöl oder Salzlake einge-
legtem Gemüse (außer Oliven), Konfitüre und Gelee
„extra"
Gesundheitliche Bewertung: Vitaminwirkung

● **E 102** TARTRAZIN (Azo-Farbstoff) – Farbe: Gelb
Gewinnung: synthetisch
Kann enthalten sein: (1) z. B. in Obstkonserven, kandiertem Obst, Desserts, Puddingpulver (Vanille), Kunstspeiseeis, Dekorationen und Überzügen, alkoholfreien aromatisierten Getränken, Americano, Bitter soda, Bitter vino,
Fruchtaroma-, Kräuter- und Gewürzlikören, Kuchen-
mischungen und Keksen, aromatisiertem Schmelzkäse,
essbaren Käserinden und Wursthüllen, Lachsersatz,
Salatsaucen, Würzmischungen, Senf, Snacks, Knabber-
erzeugnissen, Nahrungsergänzungsmitteln;
(2) außerdem in Processed Mushy and Garden Peas
(Konserven)
Gesundheitliche Bewertung: häufigster Allergieauslöser!
Besondere Vorsicht bei Unverträglichkeit von Acetyl-
salicylsäure! Hautausschläge, heuschnupfenähnliche
Symptome, Heufieber, Atembeschwerden, Sehstörungen,
Hautflecken
Sonstiges: In vielen Ländern verboten (z. B. Schweden und
Norwegen) bzw. stark eingeschränkt; in Deutschland ist
das Verbot durch EU-Angleichung wieder aufgehoben
worden. Trotz bekanntem allergischem Potential wird
Tartrazin zum Färben von Medikamenten verwendet

● **E 104** CHINOLINGELB – Farbe: Pastellgelb bis Gelbgrün
Gewinnung: synthetisch
Kann enthalten sein: siehe Lebensmittel unter E 102 (1),

außerdem in Marmeladen, Gelees, Konfitüre (einschließlich kalorienverminderten)

Gesundheitliche Bewertung: Achtung Allergiker!
Besondere Vorsicht bei Unverträglichkeit von Acetylsalicylsäure! In Tierversuchen Lebertumore!

Sonstiges: In den USA verboten! Entspricht chemisch
dem so genannten Solvent-yellow-33; wird auch zum
Färben von Ostereiern verwendet

● **E 110** GELBORANGE, SUNSETGELB FCF (Azo-Farbstoff) –
Farbe: Gelb

Gewinnung: synthetisch

Kann enthalten sein: siehe Lebensmittel unter E 102 (1),
außerdem in Marmeladen, Gelees, Konfitüren (auch kalorienverminderten)

Gesundheitliche Bewertung: Achtung Allergiker!
Besondere Vorsicht bei Unverträglichkeit von Acetylsalicylsäure! In Tierversuchen Nierentumore!

● **E 120** ECHTES KARMIN, COCHENILLE, KARMINSÄURE –
Farbe: Karminrot

Gewinnung: natürlich

Kann enthalten sein: siehe Lebensmittel unter E 102 (1),
außerdem in roten Obstkonserven, rot geädertem Käse,
Konfitüren, Gelees, Marmeladen, mit Fruchtgeschmack
aromatisierten Frühstücksgetreideprodukten, Wurst,
Breakfast Sausages und Hackfleisch (mit bestimmtem
pflanzlichen bzw. Getreideanteil), Wurst

Gesundheitliche Bewertung: Achtung Allergiker!

Sonstiges: Verwendung auch für Dekorkosmetik.
Cochenillegewinnung aus getrockneten Scharlachschild-
läusen sehr teuer, daher überwiegend synthetische
Herstellung (E 124)

● **E 122** AZORUBIN, CARMOISIN (Azo-Farbstoff) – Farbe: Rot

Gewinnung: synthetisch

Kann enthalten sein: siehe Lebensmittel unter E 102 (1),
besonders in Süßwaren

Gesundheitliche Bewertung: Achtung Allergiker! Besondere Vorsicht bei Unverträglichkeit von Acetylsalicylsäure! Wird oft als unschädlich eingestuft, in Tierversuchen negative Einflüsse auf Blutbild, Lunge, Bauchspeicheldrüse und Lymphsystem

● **E 123** Amaranth (Azo-Farbstoff) – Farbe: Rot
Gewinnung: synthetisch
Kann enthalten sein: nur in Aperitifweinen, Spirituosen (einschließlich Erzeugnissen mit max. 15 % vol. Alkohol) und Fischrogen
Gesundheitliche Bewertung: Achtung Allergiker! Besondere Vorsicht bei Unverträglichkeit von Acetylsalicylsäure, in Tierversuchen Kalkablagerungen in den Nieren und erhöhte Infektanfälligkeit
Sonstiges: nicht zu verwechseln mit dem Getreideersatz Amarant (einem wertvollen Korn für Backwaren, Müsli, Knabbererzeugnisse)

● **E 124** Cochenillerot A, Ponceau 4R (Azo-Farbstoff) – Farbe: Rot
Gewinnung: synthetisch
Kann enthalten sein: siehe Lebensmittel unter E 102 (1)
Gesundheitliche Bewertung: Achtung Allergiker! Besondere Vorsicht bei Unverträglichkeit von Acetylsalicylsäure!
Sonstiges: Echtes Cochenille siehe E 120

● **E 127** Erythrosin (Azo-Farbstoff) – Farbe: Rosarot
Gewinnung: synthetisch
Kann enthalten sein: nur in Cocktailkirschen, kandierten Kirschen, Bigarreaux-Kirschen (Kaiserkirschen) in Obstcocktails und Sirup
Gesundheitliche Bewertung: Achtung Allergiker! Kann Lichtempfindlichkeit hervorrufen; wird als Mitverursacher für die Hyperaktivität bei Kindern vermutet. Es besteht durch den hohen Jodanteil der Verdacht auf krankhafte Aktivitätssteigerung der Schilddrüse; in

Tierversuchen Störungen der Nervenfunktion und Zell-
entartung des Schilddrüsengewebes. Im Bakterienversuch erbgutverändernd

E 128 Rot 2G (Azo-Farbstoff) – Farbe: Rot
Gewinnung: synthetisch
Kann enthalten sein: nur in Hackfleisch (mit mind. 4 %
pflanzlichem bzw. Getreideanteil), Breakfast Sausages
(mit mindestens 6 % Getreideanteil)
Gesundheitliche Bewertung: Achtung Allergiker!

E 129 Allurarot AC (Azo-Farbstoff) – Farbe: Rot
Gewinnung: synthetisch
Kann enthalten sein: siehe Lebensmittel unter E 102 (1),
außerdem in Luncheon Meat, Breakfast Sausages (mit
mindestens 6 % Getreideanteil), Hackfleisch (mit minde-
stens 4 % pflanzlichem bzw. Getreideanteil)
Gesundheitliche Bewertung: Achtung Allergiker!
Sonstiges: auch Kennzeichnungsfarbe für Fleischteile

E 131 Patentblau V (Azo-Farbstoff) – Farbe: Blauviolett
Gewinnung: synthetisch
Kann enthalten sein: siehe Lebensmittel unter E 102 (1),
bei Süßwaren vor allem in Eisbonbons
Gesundheitliche Bewertung: wird meist als unbedenklich
eingestuft, andererseits traten bei Allergikern innerhalb
weniger Minuten Hautreaktionen auf!

E 132 Indigotin I, Indigokarmin (Azo-Farbstoff) –
Farbe: Blau
Gewinnung: natürlich und synthetisch
Kann enthalten sein: siehe Lebensmittel unter E 102 (1)
Gesundheitliche Bewertung: wird allgemein als unbe-
denklich eingestuft, ruft aber allergische Reaktionen her-
vor; beeinträchtigt die Wirkung von Verdauungsenzy-
men. In Tierversuchen in Verbindung mit Natriumnitrit
Erbgutschäden
Sonstiges: Kritische Lebensmittelkombinationen sind

gepökelte Wurst mit indigohaltigen Desserts oder Likören (z. B. Hawaii-Toast oder Pizza mit entsprechendem
Dessert). Der Farbstoff wird für medizinische Diagnose-
verfahren eingesetzt

● **E 133** BRILLANTBLAU FCF – Farbe: Hellblau
Gewinnung: synthetisch
Kann enthalten sein: siehe Lebensmittel unter E 102
(1) und (2)
Gesundheitliche Bewertung: wird offiziell als unbedenklich eingestuft; in Tierversuchen wurde bei weiblichen
Tieren Gewichtsreduktion beobachtet; hohe Konzentra-
tionen führen zu Ablagerungen in Nieren und Lymphsystem

● **E 140** CHLOROPHYLLE UND CHLOROPHYLLINE – Farbe: Grün
Gewinnung: natürlich
Können enthalten sein: z. B. in grünen Nudeln, Kunst-
speiseeis, Kaugummi, Konfitüren, Marmeladen, Gelees,
eingelegtem Gemüse (in Salzlake, Essig oder Speiseöl),
Sage-Derby-Käse
Sonstiges: werden auch für Arzneimittel, z. B. Haut-
salben, verwendet

● **E 141** KUPFERHALTIGE KOMPLEXE VON CHLOROPHYLLEN
UND CHLOROPHYLLINEN – Farbe: Olivgrün
Gewinnung: natürlich
Können enthalten sein: z. B. in Konserven mit Grünge-
müse und grünen Früchten, Kaugummi, Kunstspeiseeis,
Süßwaren, diversen alkoholischen Getränken
Gesundheitliche Bewertung: unbedenklich, außer für Pa-
tienten mit Wilson-Syndrom (Kupferstoffwechselstörung)

● **E 142** GRÜN S (Azo-Farbstoff) – Farbe: Blau-Grün
Gewinnung: synthetisch
Kann enthalten sein: siehe Lebensmittel unter E 102 (1)
und (2), besonders Pfefferminzsüßwaren
Gesundheitliche Bewertung: Achtung Allergiker! Es be-

steht der Verdacht der Tumorbegünstigung; im Bakterienversuch wurden erbgutverändernde Auswirkungen festgestellt

● **E 150a** EINFACHES ZUCKERKULÖR – Farbe: Braun
Gewinnung: natürlich
Kann enthalten sein: in Lebensmitteln allgemein, z. B. Backwaren (lockerelastische, dunkle Brote, Toastbrot), Gelees, Marmeladen, Konfitüren, Essig, in Salzlake, Speiseöl oder Essig eingelegtem Gemüse (außer Oliven), Fertigsaucen, Kaffeeextrakt, dunklen Puddingsorten, Getränken (Instantgetränken, Whisky, einigen Getreidespirituosen, Brandy, Branntwein, Weinbrand, Rum, Grappa invecchia u. a.)

● **E 150b** SULFITLAUGEN-ZUCKERKULÖR
Gewinnung: synthetisch und gentechnisch
● **E 150c** AMMONIAK-ZUCKERKULÖR
● **E 150d** AMMONSULFIT-ZUCKERKULÖR
Gewinnung: synthetisch und gentechnisch
Können enthalten sein: siehe unter E 150a
Gesundheitliche Bewertung: Bei E 150c-d wurden blutbildverändernde Beobachtungen gemacht

● **E 151** BRILLANTSCHWARZ (Azo-Farbstoff) – Farbe: Schwarz
Gewinnung: synthetisch
Kann enthalten sein: z. B. in deutschem Kaviar (falscher Kaviar), dunklen Saucen, Lakritzwaren
Gesundheitliche Bewertung: Achtung Allergiker! Negative Wirkung auf den Darm (speziell Verdauungsenzyme)

● **E 153** PFLANZENKOHLE (Carbo vegetabilis) – Farbe: Schwarz
Gewinnung: natürlich
Kann enthalten sein: in Lebensmitteln allgemein, z. B. Süßwaren, Fruchtsaftkonzentraten, schwarzen Wachsumhüllungen einiger Käsesorten (Morbier-Käse), weinhaltigen Getränken

Sonstiges: Bei mangelnder Reinheit kann Benzpyren, das auch beim Grillen auf Kohle entsteht, enthalten sein (krebsbegünstigend!)

● **E 154** BRAUN FK (Gemisch von Azofarbstoffen) –
Farbe: Gelbbraun
Gewinnung: synthetisch
Kann enthalten sein: z. B. in Räucherheringen aus Großbritannien und Norwegen („Kippers")
Gesundheitliche Bewertung: Achtung Allergiker!
Sonstiges: in Deutschland noch verboten; soll für Räucher- und Salzfische zugelassen werden

● **E 155** BRAUN HT (Azo-Farbstoff) – Farbe: Rotbraun
Gewinnung: synthetisch
Kann enthalten sein: z. B. in Süßwaren aus Großbritannien
Gesundheitliche Bewertung: Achtung Allergiker!
Sonstiges: in Deutschland noch verboten; soll für die gleichen Lebensmittel wie für E 102 zugelassen werden. In Tierversuchen Ablagerungen in Nieren und Lymphknoten

● **E 160a** GEMISCHTE CAROTINE, BETA-CAROTIN –
Farbe: Gelb-Orangerot
Gewinnung: natürlich, synthetisch und gentechnisch
Können enthalten sein: in Lebensmitteln allgemein, z. B. Butter, Käse, Marzipan, Persipan, Eiprodukten, Teig- und Backwaren, Saucen auf Tomatenbasis, Getränken

● **E 160b** ANNATTO, BIXIN, NORBIXIN – Farbe: Orange
Gewinnung: natürlich und gentechnisch
Kann enthalten sein: nur in Dekorwaren und Überzügen, Feinen Backwaren, Dessertspeisen, Speiseeis, Likören, Snacks, Knabbererzeugnissen, aromatisiertem Schmelzkäse, essbaren Käserinden und Wursthüllen, Räucherfisch

● **E 160c** PAPRIKAEXTRAKT, CAPSANTHIN, CAPSORUBIN –
Farbe: Orangerot

Gewinnung: natürlich und synthetisch
Kann enthalten sein: in Lebensmitteln allgemein, beson-
ders in Cremes, Füllungen, Puddingpulver, Dessert- und
Tortendekor, Wurst, Patè, Schüsselpasteten, Konfitüren,
Gelees, Teigwaren und Gnocci, orangefarbenen oder
gelblich reifenden Käsesorten, extrudierten, gepufften
Frühstücksgetreideprodukten

● **E 160d** LYCOPIN – Farbe: Rot
Gewinnung: natürlich und synthetisch
Kann enthalten sein: z. B. in aromatisiertem Schmelzkäse,
Desserts, Würzmitteln (Currypulver), Fisch- und Krebstier-
pasteten, Knabbererzeugnissen, essbaren Käse- und
Wurstrinden, flüssigen und festen Diätergänzungsstoffen

● **E 160e** BETA-APO-8'-CAROTINAL C30 – Farbe: Orangerot
● **E 160f** BETA-APO-8'-CAROTIN-ESTER C30 –
Farbe: Orangerot
Gewinnung: synthetisch
Können enthalten sein: siehe Lebensmittel unter E 102 (1)
Gesundheitliche Bewertung: unter Vorbehalt

● **E 161b** LUTEIN – Farbe: Orange
Gewinnung: natürlich
Kann enthalten sein: z. B. in Schmelzkäse, Chutney, Senf,
Fisch- und Krebstierpasten, Lachsersatz, Würzmitteln,
Desserts, Fruchtzubereitungen, Nahrungsergänzungs-
mitteln

● **E 161g** CANTHAXANTHIN – Farbe: Gelborange/Orangerot
Gewinnung: synthetisch
Kann enthalten sein: nur in Saucisses de Strasbourg
Gesundheitliche Bewertung: begünstigt Leberschäden
Sonstiges: in Bräunungspillen mittlerweile verboten
wegen Ablagerungen in der Netzhaut

● **E 162** BEETENROT – Farbe: Rot
Gewinnung: natürlich

Kann enthalten sein: in Lebensmitteln allgemein, z. B. Gummibärchen, Fruchtgeleebonbons, Glasuren, Kunstspeiseeis, Kaugummi, Würstchen und Wurstwaren, Saucen, Teigwaren, in Essig, Speiseöl oder Salzlake eingelegtem Gemüse, Marmelade, Gelee, Konfitüre, mit Fruchtsaft aromatisiertem Frühstücksgetreide

- **E 163** ANTHOCYANE – Farbe: Rosarot, Violett, Blau
  Gewinnung: natürlich
  Können enthalten sein: in Lebensmitteln allgemein, z. B. Fruchtsäften, -sirup, -konserven, aromatisierten Frühstücksgetreideprodukten, rot geädertem Käse, in Essig, Speiseöl oder Salzlake eingelegtem Gemüse (außer Oliven), Konfitüren, Gelees und Marmeladen (auch kalorienreduzierten Erzeugnissen)

- **E 170** CALCIUMCARBONAT (Kreide) – Farbe: Weiß
  Gewinnung: natürlich
  Verwendung: auch als Säureregulator und Trennmittel (Rieselhilfe)
  Kann enthalten sein: in Lebensmitteln allgemein, z. B. Quark, gereiftem Käse, Käserinden, Kaugummi

- **E 171** TITANDIOXID – Farbe: Weiß
  Gewinnung: natürlich-technologisch
  Kann enthalten sein: in Lebensmitteln allgemein, z. B. Dekor- und Süßwaren, Drageeüberzügen

- **E 172** EISENOXIDE UND- HYDROXIDE – Farbe: Gelb, Rot, Orange und Schwarz
  Gewinnung: natürlich-technologisch
  Können enthalten sein: in Lebensmitteln allgemein, z. B. Lachs- und Krabbenpaste, Fertigdessertmischungen, Fertigkuchenmischungen, Süßwaren, schwarzen Oliven, Käserinden, Drageeüberzügen

- **E 173** ALUMINIUM – Farbe: Silbergrau
  Gewinnung: natürlich-technologisch

Kann enthalten sein: nur in Überzügen von Zuckerwaren und Dekorationen von Kuchen und Feinen Backwaren
Gesundheitliche Bewertung: Nebenwirkungen noch nicht bewiesen, aber Vorsicht bei Alzheimer-Erkrankung und Nierenschäden. In Kontakt mit Zahnplomben metallischer Geschmack und unangenehmes Ziehen

● **E 174** SILBER – Farbe: Silbergrau
Gewinnung: natürlich-technologisch
Verwendung: auch als Konservierungsstoff und Entkeimungsmittel
Kann enthalten sein: nur in Überzügen von Süßwaren, Verzierungen von Pralinen, Likör
Gesundheitliche Bewertung: wird meist als unschädlich eingestuft; in Tierversuchen negative Einflüsse auf das Immunsystem (Blockade zahlreicher Enzymfunktionen); Reaktionen mit Zahnplomben bekannt (siehe E 173!); Silbersalze sind auch für Bakterien giftig; es sind schädigende Einflüsse auf die erwünschten, notwendigen Keime der Darmflora anzunehmen

● **E 175** GOLD
Gewinnung: natürlich-technologisch
Kann enthalten sein: nur in Überzügen von Süßwaren, Verzierungen von Pralinen und Likör (Goldwasser)
Gesundheitliche Bewertung: in Spuren unschädlich; wird als Medikament in der Rheumatherapie eingesetzt. Es sind Reaktionen mit Zahnplomben bekannt

● **E 180** LITHOLRUBIN BK (Azo-Farbstoff) – Farbe: Rot
Gewinnung: synthetisch
Kann enthalten sein: nur in essbarer Käserinde
Gesundheitliche Bewertung: wird oft als unbedenklich eingestuft. In seltenen Fällen allergische Reaktionen; in Tierversuchen Schäden an Nieren, Milz und Schilddrüse sowie eine reduzierte Infektabwehr und höhere Sterblichkeit

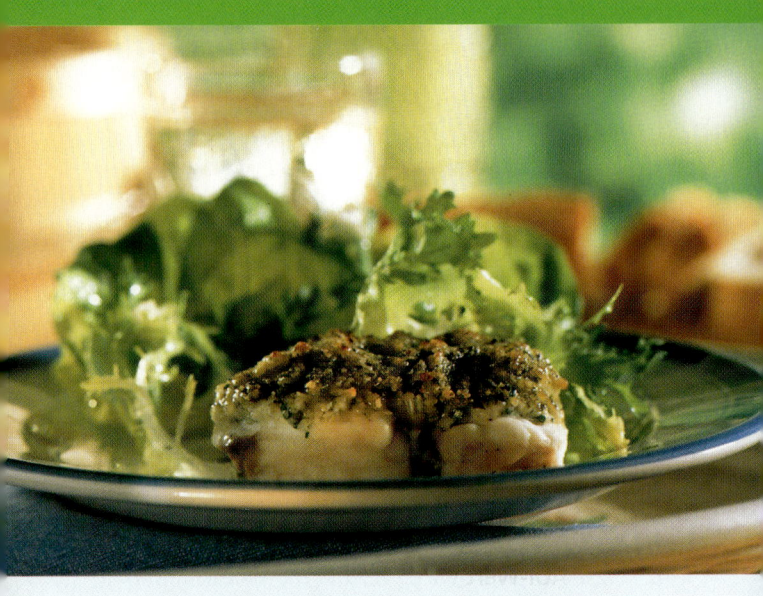

Konservierungsstoffe

Der Horror vor „ungebetenen Gästen" auf und in
Lebensmitteln fördert den Einsatz von Konservierungs-
stoffen. Im Kampf gegen Schimmel, Bakterien und Co.
für eine längere Haltbarkeit sollen sie vor Erkrankungen
durch Lebensmittelverderb (Fäulnis, Schimmel,
Ranzigkeit, unerwünschte Gärung und Sauerwerden)
und Lebensmittelvergiftungen (z. B. durch Salmonel-
len, Staphylokokken, Botulinusbazillen usw.) schützen.
Aber auch Konservierungsstoffe können nicht ausnahmslos ohne Reue verzehrt werden; die erwünschte
Abtötungsrate von Keimen hat ihren Preis. Besonders
Allergiker, Asthmatiker und Leberkranke müssen auf
diese Substanzgruppe ein besonderes Augenmerk rich-
ten. Schon unter dem ADI-Wert liegende aufgenomme-
ne Mengen können bei einigen Stoffen, je nach indivi-
dueller Empfindlichkeit, unerwünschte Reaktionen auslösen.
Besondere Vorsicht empfiehlt sich vor allem gegenüber
Nitritpökelsalz (Natriumnitrit) und Schwefelverbindun-

gen (E 220-228). Bei Nitraten und Nitriten, die nur in Verbindung mit Salzen zum Einsatz kommen dürfen, zeichnet sich die verbraucherfeindliche Entwicklung ab, dass es künftig ausreicht, sie nur noch mit dem Sammelbegriff „Konservierungsstoffe" zu deklarieren. Für Schwefeldioxid und Sulfite sind unter anderem das allergische Potential, negative Einflüsse auf den Kohlenhydratstoffwechsel durch Enzymhemmung und Vitaminstörung (B_1 und Folsäure) bekannt. Eine Deklaration muss ab einer bestimmten Menge erfolgen. Winzergemeinschaften haben sich bisher erfolgreich gegen die für einen glaubwürdigen Verbraucherschutz dringend nötige Zusatzstoffkennzeichnung gewehrt. Selbst bei Spitzenweinen besteht „Schwefelfreiheit" und das ungebremste Trinkrisiko. Der sowieso schon hoch angesetzte ADI-Wert wird vor allem durch den Genuss von süßen Weißweinen schnell überschritten.

- **E 200** SORBINSÄURE
- **E 202** KALIUMSORBAT
- **E 203** CALCIUMSORBAT
  Gewinnung: synthetisch
  Verwendung: bei der Herstellung aller Lebensmittel
  Können enthalten sein: z. B. in Milch, Milchprodukten, Käse, Quark, Fruchtjogurt, Margarine, Salatsaucen, Ketchup, Senf, Feinkostsalaten, Fischerzeugnissen, Fleisch- und Wurstwaren (auch in Füllungen, z. B. bei Ravioli), sauer eingelegtem Gemüse, Tee-Flüssigkonzentraten (Früchte, Kräuter), Wein, Apfelwein, Brot (Schnitt- und Diätbrot), Kuchen und Torten, Füllungen (Frucht- und Nussmassen), Süßwaren (z. B. Nougat, Marzipan, Persipan), Instantsuppen, Spirituosen (mit weniger als 15 % vol. Alkohol), Semmelknödel- und Kartoffelteig, vorgebackenen Kartoffelprodukten, Gnocci, Polenta, Oliven und -zubereitungen, Eiprodukten
  Gesundheitliche Bewertung: in seltenen Fällen allergische Reaktionen
  Sonstiges: Sorbinsäure und ihre Salze hemmen

Wachstum und Vermehrung zahlreicher Schimmelpilz-, Hefepilz- und Bakterienarten (gegen schon vorhandene Schimmelpilze sind sie wirkungslos). Sie können den Geschmack des Lebensmittels beeinträchtigen; E 200 wird auch zur Konservierung bei Arzneimitteln, Kosmetika, Reinigungsmitteln und Tierfutter eingesetzt

- **E 210** Benzoesäure
- **E 211** Natriumbenzoat
- **E 212** Kaliumbenzoat
- **E 213** Calciumbenzoat

Gewinnung: E 210 natürlich oder synthetisch, E 311-213 synthetisch

Können enthalten sein: z. B. in Marinaden, Fertigsalaten, Kuchenfüllungen (Nussmassen und Fruchtzubereitungen), Backmargarine, nichtalkoholischen aromatisierten Getränken, Tee-Flüssigkonzentraten (Früchte, Kräuter), zuckerarmen Konfitüren, Gelees, Marmeladen (auch Light-Produkten), Gemüse (in Essig, Öl oder Lake eingelegt, kandiert), verschiedenen Fischerzeugnissen, nicht erhitzten Milchprodukten, Kaugummi, Senf, Würzmitteln, Diätlebensmitteln

Gesundheitliche Bewertung: Achtung Allergiker! Besonders bei Empfindlichkeit gegenüber Acetylsalicylsäure; unter bestimmten Bedingungen krebsbegünstigend. In Verbindung mit E 300 Benzolbildung, besonders belastend für die Leber; Kombinationen mit E 220-227, Azofarbstoffen und Salizylsäure verstärken die negativen Wirkungen

Sonstiges: Preiselbeeren enthalten besonders viel natürliche Benzoesäure; benzoesäurehaltige Essensreste nicht an Haustiere verfüttern; für Katzen können schon geringe Mengen tödlich sein

PHB-Ester und Verbindungen
- **E 214** Ethyl-p-hydroxybenzoat
- **E 215** Natriumethyl-p-hydroxybenzoat
- **E 216** Propyl-p-hydroxybenzoat

- **E 217** Natriumpropyl-p-hydroxybenzoat
- **E 218** Methyl-p-hydroxybenzoat
- **E 219** Natriummethyl-p-hydroxybenzoat

Gewinnung: synthetisch

Können enthalten sein: z. B. im Geleeüberzug von gekochten, gepökelten oder getrockneten Fleischerzeugnissen, in Pasteten, Knabbererzeugnissen auf Getreide- und Kartoffelbasis, Süßwaren (ausgenommen Schokolade), flüssigen Nahrungsergänzungsmitteln

Gesundheitliche Bewertung: Achtung Allergiker! Krebsbegünstigend; PHB-Ester wirken bedeutend stärker als E 210-213. Bekannt sind die leberbelastenden und gefäßerweiternden Auswirkungen

Sonstiges: E 214-219 beeinträchtigen den Lebensmittelgeschmack; sie werden auch für Medikamente und Kosmetika verwendet

- **E 220** Schwefeldioxid
- **E 221** Natriumsulfit
- **E 222** Natriumhydrogensulfit
- **E 223** Natriumbetabisulfit
- **E 224** Kaliummetabisulfit
- **E 226** Calciumsulfit
- **E 227** Calciumbisulfit
- **E 228** Kaliumbisulfit

Gewinnung: synthetisch

Verwendung: auch als Antioxidationsmittel und Farbstabilisatoren

Können enthalten sein: z. B. in Trockenobst (besonders hellen Früchten), Fruchtzubereitungen, kandierten Früchten, Geliermitteln in Backwaren, Kartoffelerzeugnissen, konservierten Meerrettich- und Spargelprodukten, Würzmitteln auf Zitrussaftbasis, Trockenpilzen, Krebstieren (Shrimps), verarbeitetem und getrocknetem Gemüse (besonders weißen Sorten), Konfitüren, Gelees, Marmeladen (auch Light-Produkten), Wein (Weißwein mehr als Rotwein; in süßem Wein mehr als trockenem)

Gesundheitliche Bewertung: Achtung Allergiker!

Asthma/Pseudokrupp; Kopfschmerzen, Übelkeit, Magen-, Darmstörungen. Schwefeldioxid zerstört Vitamin B_1 und hemmt verschiedene Enzyme

Sonstiges: Mit dem zweiten Glas Weißwein wird der ADI-Wert häufig schon überschritten

● **E 230** Biphenyl
● **E 231** Orthophenylphenol
● **E 232** Natriumorthophenylphenol
Gewinnung: synthetisch
Verwendung: nur als Oberflächenbehandlungsmittel auf Zitrusfrüchten
Gesundheitliche Bewertung: Aus Tierversuchen sind die Begünstigung von Blasenkrebs, Nierenschäden und Missbildungen bekannt
Sonstiges: Oberflächenbehandlungsmittel können in die Früchte diffundieren, auch von getränktem Einwickel-papier aus; der früher häufig z. B. für Bananen eingesetz-te Oberflächenbehandlungsstoff *Thiabendazol* (ehemals E 233) unterliegt nicht mehr der Zusatzstoff-Zulassungs-Verordnung; er wird weiterhin verwendet (!), ist aller-dings nun in der EU-Richtlinie für Pflanzenschutzmittel geregelt

● **E 234** Nisin
Gewinnung: natürlich-fermentativ
Kann enthalten sein: in gereiftem Käse und Schmelz-käse, Mascarpone, Grieß und Tapiokapudding, Clotted Cream
Gesundheitliche Bewertung: Achtung Allergiker!
Sonstiges: Substanz mit antibiotischer Wirkung

● **E 235** Natamycin
Gewinnung: natürlich-fermentativ oder synthetisch
Verwendung: nur als Oberflächenbehandlungsmittel; kann bis etwa 5 mm in das Lebensmittel ein-dringen
Kann enthalten sein: auf Hartkäse (außer Appenzeller),

Schnitt- und halbfettem Schnittkäse, gepökelten und
getrockneten Wurstsorten
Gesundheitliche Bewertung: Achtung Allergiker! Bei
Aufnahme größerer Mengen sind Nierenreizungen
möglich
Sonstiges: Konservierungsstoff mit antimykotischer
Wirkung; wird medizinisch als Antipilzmittel in der
Mykosetherapie eingesetzt

● **E 239** Hexamethylentetramin
Gewinnung: synthetisch
Kann enthalten sein: nur in Provolone-Käse
Sonstiges: Der entscheidende Wirkstoff ist Formaldehyd,
das teilweise in das Lebensmittel abgegeben bzw. im
Körper abgespalten wird. Die Substanz wird bei der
Arzneimittelherstellung für Präparate gegen Harnwegs-
infektionen (Tabletten/Dragees) und gegen starke
Schweißabsonderungen (Salbenzubereitungen) einge-
setzt; der Stoff ist bei der Sprengstoffherstellung von
Bedeutung

● **E 242** Dimethyldicarbonat
Gewinnung: synthetisch
Kann enthalten sein: in alkoholfreien Getränken, alko-
holfreiem Wein, Flüssigteekonzentraten und Instanttees
Gesundheitliche Bewertung: kann Asthmaanfälle aus-
lösen
Sonstiges: DMDC dient der Entkeimung in der Getränke-
industrie (tötet z. B. Gärhefen ab); bei der Zersetzung von
E 242 wird in Spuren das giftige Pestizid Methylcarbamat
freigesetzt

● **E 249** Kaliumnitrit
● **E 250** Natriumnitrit
Gewinnung: synthetisch
Verwendung: Zusatz nur als Nitritpökelsalz; auch als
Farbstabilisator
Können enthalten sein: in nicht hitzebehandelten,

gepökelten und getrockneten Fleischerzeugnissen (auch in Dosen), gepökeltem Speck

Gesundheitliche Bewertung: Krebs erregend durch Nitrosaminbildung; (siehe auch unter E 251 und 252, Sonstiges)

● **E 251** Natriumnitrat
● **E 252** Kaliumnitrat

Gewinnung: synthetisch

Verwendung: auch als Farbstabilisator

Können enthalten sein: in gepökelten Fleischprodukten (auch in Dosen), Hart- und Schnittkäse, Käseanaloga (auf Milchbasis), eingelegten Heringen und Sprotten, Foie gras

Gesundheitliche Bewertung: Krebs erregend

Sonstiges: Nitrat ist natürlicherweise im Boden enthalten und Stickstoffquelle für Pflanzen; durch Überdüngung mit Gülle und bei Treibhauspflanzen ist die Anreicherung zu stark; es wird unkalkulierbar viel Nitrat über Lebensmittel und Getränke aufgenommen. Die aus Nitrat durch Enzyme entstehenden Nitrite verhindern den Sauerstofftransport im Blut und können zur Blausucht führen (bläulich verfärbte Lippen; besonders gefährlich für Säuglinge). Verbinden sich Nitrite und Eiweiß im Lebensmittel (z. B. Käse mit Gepökeltem) oder im Körper, kommt es zur Bildung von Nitrosaminen, die Krebs erregend sind

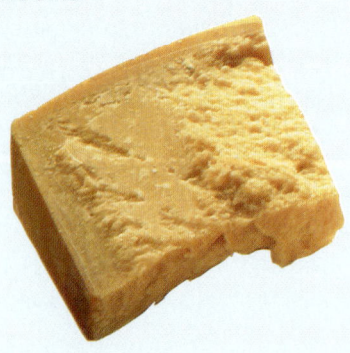

● **E 280** PROPIONSÄURE
● **E 281** NATRIUMPROPIONAT
● **E 282** CALCIUMPROPIONAT
● **E 283** KALIUMPROPIONAT

Gewinnung: E 280 und 281 natürlich, synthetisch und gentechnisch, E 282 und 283 synthetisch und gentechnisch

Können enthalten sein: in abgepacktem und geschnittenem Brot (auch Roggenbrot), brennwertreduziertem Brot, vorgebackenem und abgepacktem Brot (auch Brötchen), abgepackten Feinen Backwaren, abgepackten rolls, buns und pitta, Christmas pudding, Polsebrød

Gesundheitliche Bewertung: Bei Ratten zeigten sich krebsähnliche Schleimhautveränderungen im Magen

● **E 284** BORSÄURE
● **E 285** NATRIUMTETRABORAT (BORAX)

Gewinnung: synthetisch

Können enthalten sein: nur noch in echtem Kaviar erlaubt und in begrenzter Menge (4 g auf 100 g Kaviar)

Gesundheitliche Bewertung: hochgiftig; führen zu Erbrechen, Durchfällen, Nierenschäden; Beeinflussung des zentralen Nervensystems

● **E 1105** LYSOZYM

Gewinnung: natürlich-fermentativ und gentechnisch

Kann enthalten sein: in gereiftem Käse

Gesundheitliche Bewertung: allergisches Potential

Sonstiges: gilt offiziell als unbedenklich; kommt natürlicherweise in vielen Körperflüssigkeiten und Sekreten vor; als Konservierungsstoff wird es in erster Linie aus Hühnereiklar gewonnen; bei Unverträglichkeit von Hühnereiweiß allergische Reaktionen möglich

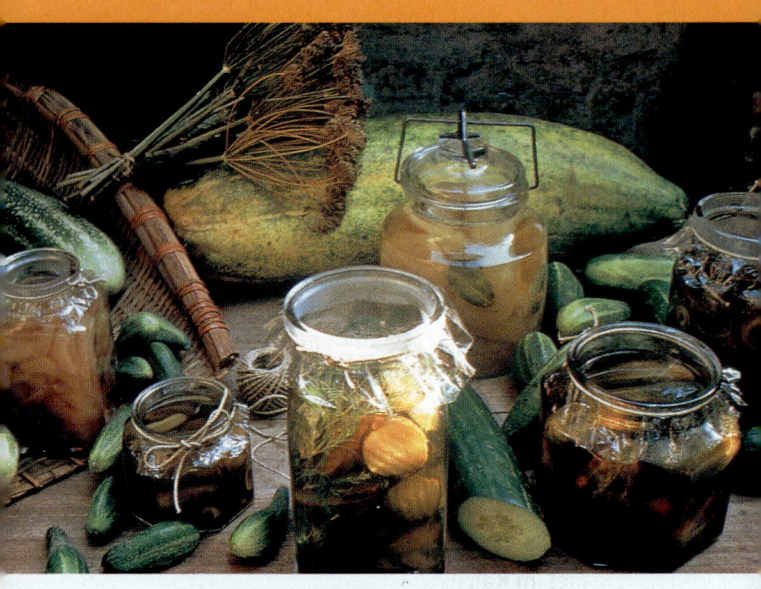

Säuerungsmittel, Säureregulatoren

Säuren fördern Geschmack und Haltbarkeit. Deshalb werden sie sehr vielen, unterschiedlichsten Lebensmitteln als geschmacksbestimmende, konservierende Komponente zugesetzt. Aus der Erhöhung der Säurenkonzentration ergibt sich ein erniedrigter pH-Wert für das Lebensmittel, bei dem sich Mikroorganismen schlechter vermehren können. So sind Säuerungsmittel gleichzeitig Konservierungsmittel, werden aber auch als Geliermittel, Stabilisatoren und zur Wirkungsverstärkung von Antioxidationsmitteln sowie für Backtriebmittel eingesetzt.

Mit Säureregulatoren ist es möglich, den Säuregrad eines Lebensmittels immer wieder auf einen exakten Wert (pH-Wert) einzustellen, entsprechend der Geschmackserwartung der Verbraucher. Dafür muss mit so genannten Puffersubstanzen gearbeitet werden, mit denen entweder der Säuregrad verstärkt oder reduziert wird. Säureregulatoren verbessern außerdem die Gelierfähigkeit, weshalb sie bevorzugte Zusatzstoffe bei der Herstellung von Fruchterzeugnissen sind. Lebensmittelrechtlich vorgeschrieben ist für diese Stoffgruppe nicht die Angabe der Einzelsubstanzen oder deren E-Nummern auf dem Etikett, es genügt der Klassennamen, also Säureregulator oder Säuerungsmittel. Das gilt nicht für Phosphate und phosphathaltige Verbindungen, die mit ihrer genauen Bezeichnung deklariert werden müssen. Diese Substanzgruppe ist bei Kritikern besonders im Visier. Die vielfältigen Einsatzmöglichkeiten, zum Beispiel auch als Schmelzsalze, haben eine umfangreiche Verbreitung zur Folge, was die gesundheitliche Beeinträchtigungen nicht ausschließt. Ein Zuviel an Phosphor stört im Körper das enge Zusammenspiel im Kalziumstoffwechsel nachhaltig. Das meist bestehende Defizit an Kalzium wird außerdem noch verstärkt durch die Aufnahme von Citraten (E 331 bis 333), die in der Lage sind, diesen Mineralstoff zu binden.

- **E 260** ESSIGSÄURE
- **E 261** KALIUMACETAT
- **E 262** NATRIUMACETAT
- **E 263** CALCIUMACETAT

Gewinnung: natürlich und synthetisch

Verwendung: auch als Konservierungsmittel

Können enthalten sein: in zahlreichen Lebensmitteln, besonders konserviertem Obst und Gemüse, in „Kunstsauer" für Sauerteigwaren, französischem Spezialbrot, Salat- und Gewürzsaucen, Mixed Pickles, E 260 auch für Mozzarella und Molkenkäse

Gesundheitliche Bewertung: Die Einstufung „unbedenklich" gilt nur für Naturessig, wenn er nicht in konzentrierter Form vorliegt. Als Lebensmittelzusatz wird oft synthetischer Essig verwendet; die Aufnahme sollte insgesamt gering gehalten werden.

Achtung Hypertoniker! Die natriumhaltigen Säureregulatoren können Bluthochdruck fördern.

Sonstiges: E 260 dient der Produktion des Emulgators 472c. Acetate werden auch in der Medizin eingesetzt

● **E 270** MILCHSÄURE
Gewinnung: natürlich-bakteriell, synthetisch und gentechnisch
Verwendung: auch als Konservierungsmittel und Farbstabilisator
Kann enthalten sein: in sehr vielen Lebensmitteln, besonders in mildgesäuerten Milchprodukten (Sauerrahmbutter, Mozzarella), Fertigsalaten, Marinaden, Dressings, sauer eingelegtem Gemüse, Limonaden, Konfitüren, Gelees, Marmeladen, Margarine, Fruchtnektar, sterilisierter, pasteurisierter oder ultrahocherhitzter Sahne (auch brennwertreduzierter), konserviertem Obst und Gemüse, Bier, frischen Teigwaren, ausschließlich aus Weizenmehl, Wasser, Hefe oder Sauerteig und Salz hergestelltem Brot, Pain courant français
Sonstiges: Es gibt rechts- (L+) und linksdrehende (L-) Milchsäure. Die biologisch verträglichere L+ Säure ist für die Fertignahrung bei der Säuglingsernährung zugelassen. In der Säuglings- und Kinderernährung sollten grundsätzlich nur Milchprodukte mit der unbedenklichen L+ Milchsäure verwendet werden

● **E 325** NATRIUMLACTAT
● **E 326** KALIUMLACTAT
● **E 327** CALCIUMLACTAT
Gewinnung: synthetisch und gentechnisch
Verwendung: auch als Festigungsmittel und Schmelzsalze
Können enthalten sein: in zahlreichen Lebensmitteln, z. B. Brühwurst, Schaumzuckerwaren, Pasteten, Baiser, Tortenmischungen
Gesundheitliche Bewertung: Achtung Hypertoniker! Die natriumhaltigen Säureregulatoren können den Bluthochdruck fördern

- **E 290** KOHLENDIOXID
Gewinnung: natürlich
Verwendung: auch als Treibgas, Backtriebmittel und Konservierungsmittel
Kann enthalten sein: in zahlreichen Lebensmitteln, in folienverpacktem Obst und Gemüse

- **E 296** APFELSÄURE
Gewinnung: synthetisch und gentechnisch
Verwendung: auch als Farbstabilisator
- **E 350** NATRIUMMALATE
I) Natriummalat, II) Natriumhydrogenmalat
- **E 351** KALIUMMALAT
- **E 352** CALCIUMMALATE (Salze der Apfelsäure)
I) Calciummalat, II) Calciumhydrogenmalat
Gewinnung: synthetisch
Können enthalten sein: in sehr vielen Lebensmitteln, z. B. Fertigsaucen, konservierter Ochsenschwanzsuppe, Kartoffelchips, kalorienreduzierten Säften (Orangen-, Ananassaft), Konfitüren, Gelees, Marmeladen, E 296 auch für Obst und Gemüse in Dosen und Gläsern
Gesundheitliche Bewertung: Achtung Hypertoniker! Die natriumhaltigen Säureregulatoren können Bluthochdruck fördern

- **E 297** FUMARSÄURE
Gewinnung: synthetisch und gentechnisch
Kann enthalten sein: in Füllungen und Überzügen von Feinen Backwaren, Desserts mit Fruchtgeschmack und geleeartigen Desserts, pulverisierten Trockendessertmischungen, Instantpulver für Fruchtgetränke und Tees, Zuckerwaren, Kaugummi
Sonstiges: wird auch für Arzneimittel verwendet

- **E 330** CITRONENSÄURE
- **E 331** NATRIUMCITRATE
I) Mononatriumcitrat, II) Dinatriumcitrat, III) Trinatriumcitrat

- **E 332** KALIUMCITRAT
  I) Monokaliumcitrat, II) Trikaliumcitrat
- **E 333** CALCIUMCITRATE (Salze der Zitronensäure)
  I) Monocalciumcitrat, II) Dicalciumcitrat,
  III) Tricalciumcitrat
  Gewinnung: E 330 natürlich-enzymatisch und gentechnisch, E 331-333 synthetisch und gentechnisch
  Verwendung: auch als Farbstabilisatoren, Komplexbildner und für Schmelzsalze
  Können enthalten sein: in zahlreichen Lebensmitteln, z. B. Kakao- und Schokoladenerzeugnissen, Konfitüren, Marmeladen, Gelees (auch brennwertreduzierten), sterilisierter, pasteurisierter und ultrahocherhitzter Sahne (auch brennwertreduzierter), konserviertem Obst und Gemüse, Zubereitungen aus frischem Hackfleisch (vorverpackt)
  Gesundheitliche Bewertung: Achtung Hypertoniker! Natriumhaltige Säureregulatoren können Bluthochdruck fördern

- **E 334** L(+)-WEINSÄURE
- **E 335** NATRIUMTARTRATE
  I) Mononatriumtartrat, II) Dinatriumtartrat
- **E 336** KALIUMTARTRATE
  I) Monokaliumtartrat, II) Dikaliumtartrat
- **E 337** KALIUMNATRIUMTARTAT
  Gewinnung: natürlich und gentechnisch
  Verwendung: E 334 auch als Antioxidationsmittel, Farbstabilisator und Komplexbildner; E 335-337 auch als Backtriebmittel und Stabilisatoren
  Können enthalten sein: in zahlreichen Lebensmitteln, z. B. Konfitüren, Gelees, Marmeladen, Traubensaft, Teigwaren, Brühwürsten, Obst- und Gemüsekonserven
  Gesundheitliche Bewertung: Achtung Hypertoniker! Natriumhaltige Säureregulatoren können den Bluthochdruck fördern

- **E 338** PHOSPHORSÄURE
- **E 339** NATRIUMPHOSPHATE

I) Mononatriumphosphat, II) Dinatriumphosphat,
III) Tinatriumphosphat

● **E 340** Kaliumphosphate

I) Monokaliumphosphat, II) Dikaliumphosphat,
III) Trikaliumphosphat

● **E 341** Calciumphosphate

I) Monocalciumphosphat, II) Dicalciumphosphat,
III) Tricalciumphosphat

● **E 343** Magnesiumphospat

Gewinnung: natürlich

Verwendung: auch als Trenn-, Mehlbehandlungs- und
Festigungsmittel, Farbstabilisatoren, Komplexbildner
und für Schmelzsalze

Können enthalten sein: in zahlreichen Lebensmitteln in
begrenzter Menge, z. B. ultrahocherhitzter und sterilisier-
ter Milch und Sahne, Milchpulver, Frischkäse (außer
Mozzarella), Schmelzkäse und -analoga, Kochsalz und
-ersatz, Getränkeweißer (z. B. für Automatenkaffee),
Desserts, Speiseeis, Mehl- und Backmischungen, Feinen
Backwaren, Nudeln, Suppen, Saucen, Soda bread, Instant-
Tee, alkoholischen Getränken (außer Wein und Bier),
Frühstücksgetreidekost, Knabbererzeugnissen, Fisch- und
Krebstierpasten, Panaden, Zuckerwaren, Speiseeis,
Kartoffelerzeugnissen, Getränken für Sportler, kandier-
tem Obst, Kaugummi

Gesundheitliche Bewertung: Achtung bei der Säuglings-
und Kinderernährung! Phosphate können bei Kindern
das „hyperkinetische Syndrom" begünstigen (krankhafte
Überaktivität)

Sonstiges: Sie werden offiziell als unbedenklich bzw.
harmlos bezeichnet, sind aber trotzdem sehr umstritten.
Sie beeinträchtigen den Kalziumstoffwechsel. Durch die
starke Bindungsfähigkeit der Phosphate mit anderen
Stoffen, z. B. Cadmium, Arsen, Blei, Fluor und Uranrück-
ständen, erhöht sich über die Phosphate auch die Aufnahme dieser schädigenden Substanzen. E 341 ist nur für
Kaugummi zugelassen; es ist schon in geringen Mengen
in der Motten- und Kornkäferbekämpfung wirksam

- **E 355** ADIPINSÄURE
- **E 356** NATRIUMADIPAT
- **E 357** KALIUMADIPAT
  Gewinnung: synthetisch
  Verwendung: auch als Geschmacksverstärker
  Können enthalten sein: in Füllungen und Überzügen für
  Feine Backwaren, geleeartigen und Trockendesserts,
  Desserts mit Fruchtgeschmack, Getränkepulver

- **E 363** BERNSTEINSÄURE
  Gewinnung: synthetisch
  Kann enthalten sein: in Desserts, Suppen, Brühen,
  Getränkepulver
  Sonstiges: Wird auch als Kochsalzersatz verwendet

- **E 380** TRIAMMONIUMCITRAT (Salz der Zitronensäure)
  Gewinnung: synthetisch und gentechnisch
  Verwendung: auch als Farbstabilisator
  Kann enthalten sein: in zahlreichen Lebensmitteln

- **E 450** DIPHOSPHATE
  I) Dinatriumdiphosphat, II) Trinatriumdiphosphat,
  III) Tetranatriumdiphosphat, IV) Dikaliumdiphosphat,
  V) Tetrakaliumdiphosphat, VI) Dicalciumdiphosphat,
  VII) Calciumdihydrogendiphosphat
- **E 451** TRIPHOSPHATE
  I) Pentanatriumtriphosphat, II) Pentakaliumtri-
  phosphat
- **E 452** POLYPHOSPHATE
  I) Natriumpolyphosphat, II) Kaliumpolyphosphat,
  III) Natriumcalciumpolyphosphat,
  IV) Calciumpolyphosphat
  Gewinnung: synthetisch
  Verwendung: auch als Trenn-, Mehlbehandlungs- und
  Festigungsmittel, Farbstabilisatoren, Komplexbildner
  und in Schmelzsalzen
  Können enthalten sein: siehe unter E 338-343
  Gesundheitliche Bewertung: siehe oben unter E 338-343

- **E 507** SALZSÄURE
  Gewinnung: synthetisch
  Kann enthalten sein: in zahlreichen Lebensmitteln, wird vor allem bei der Herstellung von Würzen und Kunsthonig verwendet

- **E 513** SCHWEFELSÄURE
  Gewinnung: synthetisch
  Kann enthalten sein: in zahlreichen Lebensmitteln, vor allem Fertigprodukten
  Gesundheitliche Bewertung: unter Vorbehalt; führt zu Enzymhemmung und Zerstörung von Vitamin B, in höherer Konzentration bzw. größeren Mengen zu Verätzungen
  Sonstiges: wird auch bei der Aufbereitung von Trinkwasser, der Herstellung von Glukosesirup und zur Modifizierung von Stärke (E 1401, z. B. für Obst- und Kräuterquark) verwendet

- **E 514** NATRIUMSULFATE
  I) Natriumsulfat, II) Natriumhydrogensulfat
- **E 515** KALIUMSULFATE
  I) Kaliumsulfat, II) Kaliumhydrogensulfat
- **E 516** CALCIUMSULFAT
- **E 517** AMMONIUMSULFAT
  Gewinnung: synthetisch
  Verwendung: auch als Trägerstoff, Trenn- und Festigungsmittel
  Können enthalten sein: in zahlreichen Lebensmitteln, vor allem Fertigprodukten
  Sonstiges: E 514 (Glaubersalz) dient im medizinischen Bereich als starkes Abführmittel; E 517 führt bei Dosierung über 6 g zu Verdauungsbeschwerden und Übersäuerung

- **E 524** NATRIUMHYDROXID (Natronlauge, Ätznatron)
  Gewinnung: synthetisch
  Kann enthalten sein: in zahlreichen Lebensmitteln, z. B.

Laugengebäck, Konfitüren; wird zur Entbitterung von Oliven eingesetzt

● **E 525** Kaliumhydroxid (Kalilauge, Ätzkali)
Gewinnung: synthetisch
Kann enthalten sein: in zahlreichen Lebensmitteln, wird auch bei der Herstellung von Instant-Tee und Kakaoerzeugnissen eingesetzt

● **E 526** Calciumhydroxid (Kalkmilch, gelöschter Kalk)
Gewinnung: synthetisch
Kann enthalten sein: in zahlreichen Lebensmitteln, Käse, Kakao- und Knabbererzeugnissen; wird auch zur Herstellung von Eiklarersatz (aus Milch), zum Einlegen von Eiern und zum Wässern von Stockfisch eingesetzt
Sonstiges: Es ist unter anderem Bestandteil von Mörtel, wird für den Stammanstrich von Obstbäumen verwendet

● **E 527** Ammoniumhydroxid (Ammoniak/Salmiakgeist)
Gewinnung: synthetisch
Kann enthalten sein: in zahlreichen Lebensmitteln, wird auch zur Trinkwasseraufbereitung eingesetzt
Gesundheitliche Bewertung: bei Überdosierung Magen- und Darmbeschwerden
Sonstiges: Salmiakgeist ist Bestandteil zahlreicher Chemikalien, auch Haarfärbemitteln; wird zur Desinfektion und mit Wasser verdünnt zur Fleckentfernung eingesetzt

● **E 528** Magnesiumhydroxid
Gewinnung: synthetisch
Kann enthalten sein: in zahlreichen Lebensmitteln, z. B. Gelees, Konfitüren

● **E 529** Calciumoxid
Gewinnung: synthetisch
Kann enthalten sein: in zahlreichen Lebensmitteln, z. B. Konfitüren, Kakaoerzeugnissen

Sonstiges: wird industriell bei der Zuckergewinnung und der Trinkwasseraufbereitung genutzt

● **E 530** MAGNESIUMOXID
Gewinnung: synthetisch
Kann enthalten sein: in zahlreichen Lebensmitteln, z. B. Kakao- und Schokoladenerzeugnissen
Sonstiges: fördert die Rieselfähigkeit von Speisesalzen und Trockenpulverprodukten

● **E 574** GLUCONSÄURE
Gewinnung: synthetisch
Verwendung: auch als Stabilisator und Komplexbildner
Kann enthalten sein: in zahlreichen Lebensmitteln, z. B. Limonaden
Gesundheitliche Bewertung: Gluconsäure hat in Mengen über 20 g abführende Wirkung
Sonstiges: Verwendung auch in der Milchverarbeitung und beim Bierbrauen

● **E 575** GLUCONO-DELTA-LACTON
● **E 576** NATRIUMGLUCONAT
● **E 577** KALIUMGLUCONAT
● **E 578** CALCIUMGLUCONAT
Gewinnung: natürlich und gentechnisch
Verwendung: auch als Stabilisatoren und Antioxidations-mittel
Können enthalten sein: in zahlreichen Lebensmitteln, besonders süßstoffhaltigen (zur Neutralisierung des leicht bitteren Geschmacks)
Gesundheitliche Bewertung: unbedenklich bei Mengen unter 20 g

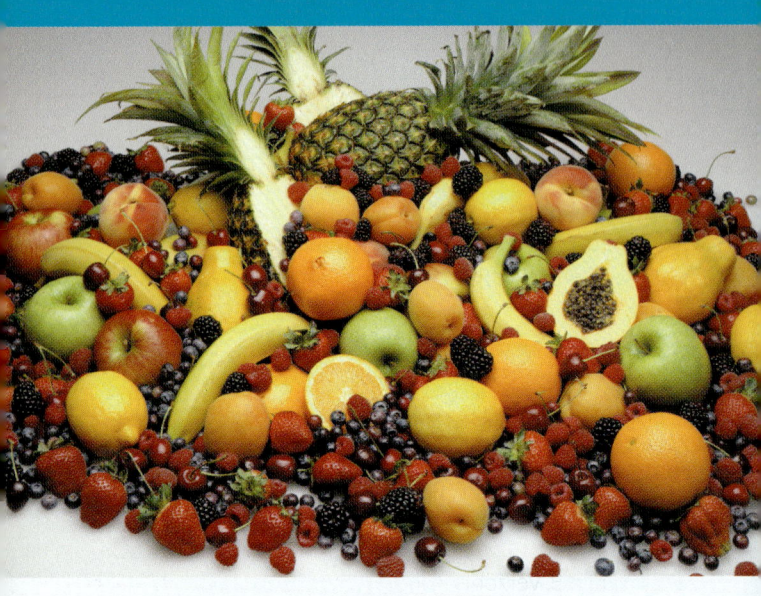

Antioxidationsmittel

Es sind Substanzen, die unerwünschte Reaktionen mit Luftsauerstoff verhindern können. Auch der Mensch braucht zum Zellschutz gegen die freien Radikale täglich antioxidativ wirkende Stoffe (Vitamine C, E und Beta-Carotin). In ihrer natürlichen Form haben sie auch therapeutisch eine intensivere Wirkung als künstlich gewonnene.

Industriell werden überwiegend die kostengünstigeren synthetisierten Arten verwendet. In Lebensmitteln sollen mit ihrer Hilfe Sauerstoffeffekte (Ranzigwerden von Fetten und fetthaltigen Produkten) sowie Aroma- und Farbveränderungen (Braunwerden von geschältem, geschnittenem Obst, Kartoffeln) verhindert werden.

● **E 300** L-ASCORBINSÄURE (Vitamin C)
Gewinnung: natürlich, synthetisch und gentechnisch
Verwendung: auch als Säuerungsmittel, Mehlbehandlungsmittel und Farbstabilisator
Kann enthalten sein: in sehr vielen Lebensmitteln, z. B.

Früchten, Gemüse, Getränke, Konfitüre, Gelee, Marmelade, tiefgefrorenem Obst, Kompott, nicht verarbeiteten Fischen, Krebs- und Weichtieren (auch tiefgefroren), Fruchtsäften, Fruchtnektar, Trockenmilch, eingedickter Milch, Zubereitungen aus frischem Hackfleisch (vorverpackt), Bier, frischen Teigwaren, ausschließlich aus Weizenmehl, Wasser, Hefe oder Sauerteig und Salz hergestelltem Brot, Pain courant français, Säuglingsanfangsnahrung

Gesundheitliche Bewertung: Längerfristige Überdosierungen können durch erhöhte Oxalsäurebildung bei zu geringer Flüssigkeitsaufnahme die Harnsäurebildung fördern; Vitamin C hemmt die gesundheitsschädigende Nitrosaminbildung im Körper (siehe dazu E 249-252)

Sonstiges: Dient der Aufwertung von Lebensmitteln durch Vitaminanreicherung, verbessert technologische Eigenschaften, z. B. Verzögerung des Braunwerdens zerkleinerter Äpfel, Verstärkung der Fleisch- und Wurstfarbe

- **E 301** Natrium-L-Ascorbat
- **E 302** Calcium-L-Ascorbat
- **E 304** Ascorbylpalmitat, Ascorbylstearat (Fettsäureester der Ascorbinsäure)

Gewinnung: synthetisch und gentechnisch

Verwendung: auch als Farbstabilisator, Säuerungs- und Mehlbehandlungsmittel

Können enthalten sein: in zahlreichen Lebensmitteln, z. B. Trockenmilch, eingedickter Milch, nicht verarbeitetem Obst und Gemüse (auch tiefgefroren), Obstkompott, nicht verarbeitetem Fisch, Krebsen und Weichtieren (auch tiefgefroren), Obst- und Gemüsekonserven, nicht emulgierten tierischen und pflanzlichen Fetten (ausgenommen nativem Öl und Olivenöl), Hackfleischzubereitungen (vorverpackt), ausschließlich aus Weizenmehl, Wasser, Hefe oder Sauerteig und Salz hergestelltem Brot, Pain courant français, frischen Teigwaren

- **E 306** Stark tocopherolhaltige Extrakte (Vitamin-E-Extrakte)

- **E 307** Alpha-Tocopherol
- **E 308** Gamma-Tocopherol
- **E 309** Delta-Tocopherol

Gewinnung: E 306 natürlich und synthetisch, E 307-309 synthetisch

Verwendung: auch als Farbstabilisator

Können enthalten sein: in zahlreichen Lebensmitteln, besonders in fettreichen Wurstsorten, nichtemulgierten tierischen und pflanzlichen Fetten (ausgenommen nativem Öl und Olivenöl); für raffiniertes Olivenöl ist nur E 307 erlaubt

Sonstiges: E 307-309 werden auch zur Vitaminanreicherung eingesetzt; die Vitaminwirkung ist in dieser Form aber unbedeutend

- **E 310** Propylgallat
- **E 311** Octylgallat
- **E 312** Dodecylgallat

Gewinnung: synthetisch

Können enthalten sein: in verarbeiteten Nüssen, Knabberartikeln auf Getreidebasis, Kaugummis, Trockenkartoffelgranulat, Trockensuppen, -brühen und -fleisch, Würzmitteln, Saucen, verschiedenen tierischen und pflanzlichen Fetten (außer auf Olivenbasis), z. B. Frittierfetten, Milch für Verkaufsautomaten, Nahrungsergänzungsmitteln

Gesundheitliche Bewertung: Achtung Allergiker (besonders bei E 311)! Besondere Vorsicht bei Acetylsalicylsäure- (ASS-) Unverträglichkeit. E 310 ist für Säuglinge und Kleinkinder sehr gefährlich; steht im Verdacht, die Eisenresorption zu hemmen; kann Magenbeschwerden auslösen. In Tierversuchen Reduktion der Infektabwehr

- **E 315** Isoascorbinsäure
- **E 316** Natriumascorbat, Natriumisoascorbat

Gewinnung: synthetisch

Verwendung: E 315 auch als Farbstabilisator

Können enthalten sein: in haltbar gemachten Fleisch- und Fischerzeugnissen, Fisch mit roter Haut

Gesundheitliche Bewertung: unter Vorbehalt. E 315 steht in Verdacht, die Resorption von natürlichem Vitamin C zu beeinträchtigen

● **E 320** Butylhydroxanisol BHA
● **E 321** Butylhydroxytoluol BHT
Gewinnung: synthetisch
Können enthalten sein: siehe unter E 310-312
Gesundheitliche Bewertung: Achtung Allergiker! Wahrscheinlich negative Einflüsse auf Abwehrlage und wichtige Stoffwechselvorgänge im Zusammenhang mit Verdauungsenzymen; in Tierversuchen Geschwulstbildung

● **E 385** Calciumdinatriumethylendiamintetraacetat (Calciumdinatrium-EDTA)
Gewinnung: synthetisch
Verwendung: auch als Komplexbildner und Farbstabilisator
Kann enthalten sein: in Dosen- oder Glaskonserven von Hülsenfrüchten, Leguminosen, Pilzen, Artischocken, Fischen, Krebstieren, emulgierten Saucen, Halbfettmargarine
Gesundheitliche Bewertung: wird meist als unbedenklich eingestuft, ist jedoch Kontaktallergen
Sonstiges: E 385 wird wegen seiner Eigenschaft als Komplexbildner auch zur Behandlung von Schwermetallvergiftungen eingesetzt, bindet aber auch benötigte stoffwechselaktive Mineralien, verursacht dadurch Störungen im Mineralstoffwechsel

● **E 512** Zinn-II-chlorid
Gewinnung: synthetisch
Verwendung: auch als Farbstabilisator
Kann enthalten sein: nur in Dosen- und Glaskonserven von Spargel
Sonstiges: Kann in höherer Dosis zu metallischem Geschmack, Übelkeit, Erbrechen und Reizung der Magenschleimhaut führen

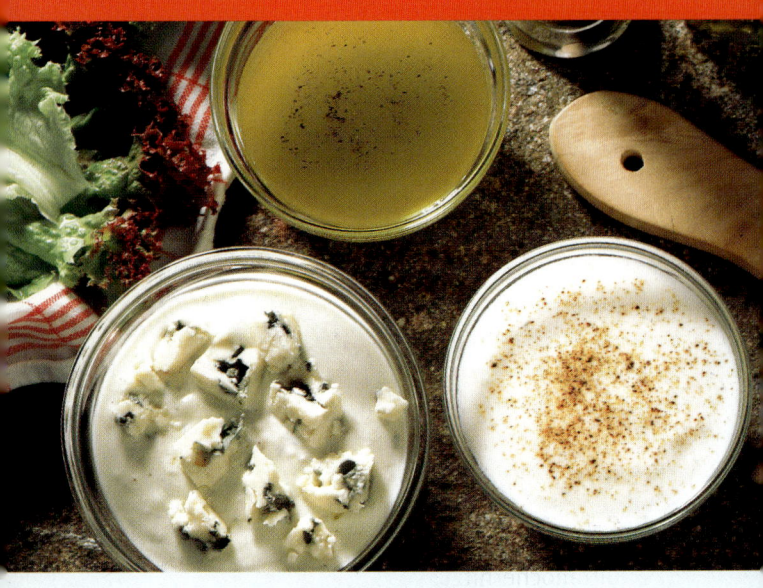

Emulgatoren

Sie machen scheinbar Unmögliches möglich, verbinden zum Beispiel dauerhaft Wasser und Fette, und zwar durch feinste Verteilung der beiden Anteile in Form einer Wasser-in-Fett- (z. B. Butter, Margarine) oder Fett-in-Wasser-Emulsion (z. B. Milch, Sahne, Dressing). In unzähligen Produkten aller Art sind sie bestimmend für die individuelle Beschaffenheit der schaumigen oder cremigen Schokoladen- und Backwaren, Desserts, Saucen und Wurst. Durch Emulgatoren kann die Menge an teurem Pflanzenfett reduziert werden. Am bekanntesten und im Privathaushalt zu Emulsionszwecken häufig genutzt, ist der Emulgator Lecithin im Eigelb. Industriell werden überwiegend Sojalecithin sowie zahlreiche synthetisch gewonnene Emulgatoren eingesetzt. Alle gelten offiziell als harmlos, andererseits werden immer wieder das allergische Potential von Soja, die Verwendung von Gensoja sowie beobachtete Veränderungen an der Darmschleimhaut kritisch diskutiert. Emulgatoren scheinen die natürliche Barrierefunktion der Schleimhaut zu mindern, so dass

die Aufnahme schädigender Substanzen, auch Allergenen, begünstigt wird. Gefährdet sind neben Allergikern besonders Menschen mit chronischen Darmerkrankungen.
Für Veganer unter den Vegetariern ist die mögliche tierische Herkunft zahlreicher Emulgatoren von Bedeutung (E 435, E 436, E 470a-479, E 491-492 und E 495).

● **E 322** Lecithine
Gewinnung: natürlich und gentechnisch
Verwendung: auch als Antioxidations-, Mehlbehandlungsmittel und Stabilisatoren
Können enthalten sein: in zahlreichen Lebensmitteln, z. B. Dessertmischungen, frischen Teigwaren, Kakaoerzeugnissen, Schokolade, Kuvertüre, Softmargarine, Trockenmilch, eingedickter Milch, sterilisierter, pasteurisierter oder ultrahocherhitzter Sahne, ausschließlich aus Weizenmehl, Wasser, Hefe oder Sauerteig und Salz hergestelltem Brot, Pain courant français
Gesundheitliche Bewertung: unter Vorbehalt
Sonstiges: Lecithin ist in jeder Zelle enthalten; wegen der häufigen Gewinnung aus genverändertem Soja ist Lecithin in seiner modifizierten Form nicht grundsätzlich als harmlos zu bewerten (allergisches Potential!)

● **E 432** Polyoxyethylen-sorbitan-monolaurat (Polysorbat 20)
● **E 433** Polyoxyethylen-sorbitan-monooleat (Polysorbat 80)
● **E 434** Polyoxyethylen-sorbitan-monopalmitat (Polysorbat 40)
● **E 435** Polyoxyethylen-sorbitan-monostearat (Polysorbat 60)
● **E 436** Polyoxyethylen-sorbitan-tristearat (Polysorbat 65)
Gewinnung: synthetisch
Verwendung: auch als Komplexbildner und Aromakonzentrate
Können enthalten sein: nur in Feinen Backwaren, Fettemulsionen für Backzwecke, Milch- und Sahneanaloga, Desserts,

Speiseeis, Zuckerwaren, emulgierten Saucen, Suppen, Nahrungsergänzungs- und speziellen Diätlebensmitteln
Gesundheitliche Bewertung: Die Aufnahme von Schadstoffen wird begünstigt. Es werden negative Auswirkungen auf Verdauungsprozesse angenommen

● **E 442** AMMONIUMSALZE VON PHOSPHATIDSÄUREN
Gewinnung: synthetisch
Verwendung: auch als Stabilisatoren
Können enthalten sein: in Kakao- und Schokoladenerzeugnissen
Gesundheitliche Bewertung: unter Vorbehalt

● **E 470a** NATRIUM-, KALIUM- UND CALZIUMSALZE VON SPEISEFETTSÄUREN
● **E 470b** MAGNESIUMSALZE VON SPEISEFETTSÄUREN
Gewinnung: natürlich und gentechnisch
Verwendung: auch als Schaummittel und Trägerstoffe
Können enthalten sein: in zahlreichen Lebensmitteln, z. B. Fertigkuchenmischungen, Kartoffelchips

● **E 470b** MONO- UND DIGLYCERIDE VON SPEISEFETTSÄUREN
Gewinnung: natürlich und gentechnisch
Verwendung: auch als Schaum-, Mehlbehandlungs- und Überzugsmittel
Können enthalten sein: in zahlreichen Lebensmitteln, z. B. Kakao- und Schokoladenerzeugnissen, Konfitüre extra, Gelee extra, sterilisierter, pasteurisierter oder ultrahocherhitzter Sahne, Schnellkochreis, nicht emulgierten pflanzlichen oder tierischen Fetten (außer nativen Ölen und Olivenöl), ausschließlich aus Weizenmehl, Wasser, Hefe oder Sauerteig und Salz hergestelltem Brot, Pain courant français, frischen Teigwaren

● **E 472a** ESSIGSÄUREESTER VON MONO- UND DIGLYCERIDEN VON SPEISEFETTSÄUREN
● **E 472b** MILCHSÄUREESTER VON MONO- UND DIGLYCERIDEN VON SPEISEFETTSÄUREN

- **E 472c** ZITRONENSÄUREESTER VON MONO- UND DIGLYCERIDEN VON SPEISEFETTSÄUREN
- **E 472d** WEINSÄUREESTER VON MONO- UND DIGLYCERIDEN VON SPEISEFETTSÄUREN
- **E 472e** MONO- UND DIACETYLWEINSÄUREESTER VON MONO- UND DIGLYCERIDEN VON SPEISEFETTSÄUREN
- **E 472f** GEMISCHTE ESSIG- UND WEINSÄUREESTER VON MONO- UND DIGLYCERIDEN VON SPEISEFETTSÄUREN

Gewinnung: natürlich, synthetisch und gentechnisch

Verwendung: auch als Mehlbehandlungsmittel und Schaumstabilisatoren

Können enthalten sein: in zahlreichen Lebensmitteln, z. B. Feinen Backwaren, Knabbererzeugnissen, Fertigkuchenmischungen (vor allem Käsekuchen), Schaumdesserts, Margarine, Tiefkühlpizza

- **E 473** ZUCKERESTER VON SPEISEFETTSÄUREN
- **E 474** ZUCKERGLYZERIDE

Gewinnung: natürlich, synthetisch und gentechnisch

Verwendung: auch als Mehlbehandlungsmittel

Können enthalten sein: nur in hitzebehandelten Fleischerzeugnissen, Flüssigkaffee (abgepackt), Feinen Backwaren, Fettemulsionen für Backzwecke, Speiseeis, Getränkeweißer, Zuckerwaren, Desserts, Saucen, Suppen, Brühen, Obst (nur zur Oberflächenbehandlung), Pulver für Heißgetränke, Getränke auf Milchbasis, nichtalkoholischen Anis-, Kokosnuss- und Mandelgetränken, alkoholischen Getränken (außer Bier und Wein), Kaugummi, Nahrungsergänzungs- und speziellen Diätlebensmitteln

- **E 475** POLYGLYCERINESTER VON SPEISEFETTSÄUREN

Gewinnung: synthetisch und gentechnisch

Verwendung: auch als Stabilisatoren

Können enthalten sein: nur in Feinen Backwaren, Eiprodukten, Milch- und Sahneanaloga, Fettemulsionen, Zuckerwaren, Kaugummi, Getränkeweißern, Emulsionslikören, Nahrungsergänzungs- und speziellen Diätlebensmitteln, Frühstücksgetreidekost

● **E 476** POLYGLYCERIN-POLYRICINOLEAT
Gewinnung: synthetisch oder gentechnisch
Verwendung: auch als Stabilisator
Kann enthalten sein: nur in fettreduzierten und fettar-
men Salatsaucen und Aufstrichen, Süßwaren auf Kakao-
basis (einschließlich Schokolade)
Gesundheitliche Bewertung: in Tierversuchen Leber- und
Nierenvergrößerungen
Sonstiges: Durch hohen Verzehr von Schokoladenerzeug-
nissen wird der ADI-Wert leicht überschritten, besonders
bei Kindern

● **E 477** PROPYLENGLYKOLESTER
Gewinnung: synthetisch und gentechnisch
Verwendung: auch als Kristallregulierer (bei Hartfetten)
Kann enthalten sein: nur in Feinen Backwaren, Fettemul-
sionen für Backzwecke, Milch- und Sahneanaloga,
Getränkeweißer, Desserts, geschlagenen Dessertgarnie-
rungen (außer Sahne), Speiseeis, Zuckerwaren, speziellen
Diätlebensmitteln
Gesundheitliche Bewertung: unter Vorbehalt

● **E 479b** THERMOOXIDIERTES SOJAÖL MIT MONO- UND
DIGLYCERIDEN VON SPEISEFETTSÄUREN
Gewinnung: synthetisch und gentechnisch
Verwendung: auch als Trennmittel
Kann enthalten sein: nur in Fettemulsionen zum Braten
Gesundheitliche Bewertung: unter Vorbehalt

● **E 481** NATRIUMSTEAROYL-2-LACTYLAT
● **E 482** CALCIUMSTEAROYL-2-LACTYLAT
Gewinnung: natürlich und synthetisch
Verwendung: auch als Mehlbehandlungsmittel
Können enthalten sein: nur in Feinen Backwaren, Früh-
stücksgetreidekost, Fettemulsionen, Desserts, Emulsions-
likören, Spirituosen (mit weniger als 15 vol. % Alkohol),
Zuckerwaren, Getränkeweißer, Knabbererzeugnissen (auf
Getreide- oder Kartoffelbasis), Konserven von zerkleiner-

ten Fleischerzeugnissen, Pulver für Heißgetränke, einigen Brotsorten, Mostarda di frutta, Diätlebensmitteln
Gesundheitliche Bewertung: unter Vorbehalt

- **E 483** STEAROYLTARTRAT
Gewinnung: natürlich und synthetisch
Verwendung: auch als Mehlbehandlungsmittel
Kann enthalten sein: nur in Desserts und Backwaren (nicht in Brot, das ausschließlich aus Weizenmehl, Wasser, Hefe oder aus Sauerteig und Salz hergestellt wird)
Gesundheitliche Bewertung: unter Vorbehalt

- **E 491** SORBITANMONOSTEARAT
- **E 492** SORBITANTRISTEARAT
- **E 493** SORBITANMONOLAURAT
- **E 494** SORBITANMONOOLEAT
- **E 495** SORBITANMONOPALMITAT
Gewinnung: natürlich und gentechnisch
Verwendung: auch als Entschäumungsmittel und Kristallregulierer (in Hartfetten)
Können enthalten sein: in Feinen Backwaren und deren Glasuren und Überzügen, Fettemulsionen, Milch- und Sahneanaloga, Getränkeweißer, Speiseeis, Desserts, emulgierten Saucen, Zuckerwaren, Kaugummi, Teekonzentraten, Hefen für Backzwecke, Nahrungsergänzungs- und speziellen Diätlebensmitteln; E 492 auch noch in Süßwaren auf Kakaobasis (einschließlich Schokolade); E 493 auch noch für Fruchtgelees und Marmeladen
Gesundheitliche Bewertung: unter Vorbehalt. Von E 491 wird die als verträglich geltende Tagesmenge bei höherem Süßwarenkonsum leicht überschritten

- **E 570** FETTSÄUREN
Gewinnung: natürlich oder gentechnisch
Verwendung: auch als Überzugs- und Trennmittel
Können enthalten sein: in zahlreichen Lebensmitteln, z. B. Backwaren und Desserts

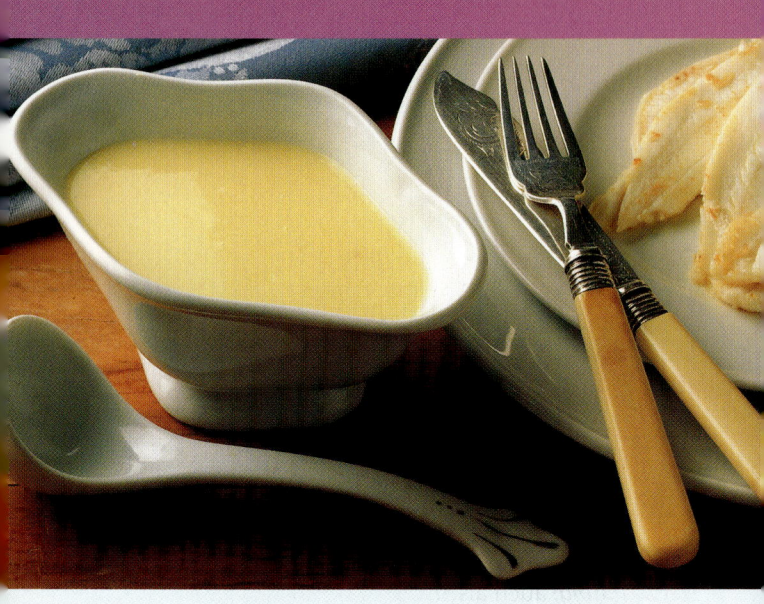

Verdickungsmittel, Stabilisatoren, Geliermittel

Kaum noch eine Sahne ohne den Stabilisator Carrageen. Was bei der heimischen Konfitüreherstellung das Gelieren ermöglicht, wird industriell variationsreich verändert und kombiniert für zahlreiche Produktvorteile eingesetzt. Überwiegend handelt es sich um so genannte isolierte Ballaststoffe, die besonders quellfähig sind. Unter ihrem Einfluss kann die Beschaffenheit vieler Lebensmittel so verändert werden, dass ein spezielles „mouthfeeling" erreicht wird. Bei Joghurt mit Fruchteinlage verhindern sie zum Beispiel das Zusammenfließen der beiden Bestandteile, bei Speiseeis die Bildung zu großer Kristalle. Einige Substanzen behindern die Mineralstoffresorption im Organismus; bei einer ausgewogenen, mineralstoffreichen Kost ist dieses Phänomen jedoch nicht bedenkenswert.

- **E 353** METAWEINSÄURE
Gewinnung: synthetisch und gentechnisch
Kann enthalten sein: nur in Made wine
Sonstiges: behindert die Kalziumaufnahme

- **E 354** CALCIUMTARTRAT
Gewinnung: natürlich, synthetisch und gentechnisch
Kann enthalten sein: in zahlreichen Lebensmitteln

- **E 400** ALGINSÄURE
- **E 401** NATRIUMALGINAT
- **E 402** KALIUMALGINAT
- **E 403** AMMONIUMALGINAT
- **E 404** CALCIUMALGINAT
Gewinnung: natürlich oder gentechnisch
Verwendung: auch als Überzugs- und Feuchthaltemittel
Können enthalten sein: in zahlreichen Lebensmitteln, z. B. Gebäckfüllungen, Fertigkäsekuchen, Gewürz- und Salatdressing, Pudding, Instant-Desserts, Eiscreme, Geleefrüchten, Light-Fetten, Schmelzkäsen, Kakaogetränken, Wein, Bier
Sonstiges: Da Alginate vom Körper nicht aufgenommen werden, setzt man sie besonders gerne kalorienreduzierten Lebensmitteln zu, um annähernd deren natürliche Konsistenz zu gewährleisten

- **E 405** PROPYLENGLYCOLALGINAT
Gewinnung: natürlich oder gentechnisch
Kann enthalten sein: in begrenzter Menge nur in Feinen Backwaren sowie deren Füllungen, Glasuren und Überzügen, Desserts, Zuckerwaren, Speiseeis (auf Wasserbasis), Fettemulsionen, Knabbererzeugnissen (auf Kartoffel- oder Getreidebasis), Kaugummi, Saucen, Bier, Obst- und Gemüsezubereitungen, nichtalkoholischen, aromatisierten Getränken, Emulsionslikören, bestimmten diätetischen Nahrungszubereitungen, Nahrungsergänzungsmitteln
Gesundheitliche Bewertung: E 405 wird meist als harm-

los eingestuft; es wurden jedoch bei Katzen Blutbildver-
änderungen festgestellt, beim Menschen vereinzelt allergische Reaktionen beobachtet

● **E 406** Agar-Agar
Gewinnung: natürlich
Kann enthalten sein: in zahlreichen Lebensmitteln, z. B.
Tortenguss, Fruchtfüllungen, Marmeladen, Konfitüren,
Gelees, Schaumwaffeln, Negerküssen, Weingummi, Eis,
Fleisch, Geflügelkonserven, sterilisierter, pasteurisierter
oder ultrahocherhitzter Sahne (auch brennwertreduzier-
ter)
Sonstiges: wird häufig als Gelatineersatz verwendet

● **E 407** Carrageen
● **E 407a** Eucheuma-Algen, verarbeitete
Gewinnung: natürlich
Verwendung: auch als Emulgator
Können enthalten sein: in zahlreichen Lebensmitteln, z. B.
süßer Sahne, Milchshakes, Desserts, Eiscreme, Babynah-
rung, Salatdressing, Trockenmilch, Konfitüren, Gelees,
Marmeladen (auch brennwertreduzierten), sterilisierter,
pasteurisierter oder ultrahocherhitzter Sahne (auch
brennwertreduzierter), Trockenmilch
Gesundheitliche Bewertung: In Tierversuchen wurden
durch E 407 Darmgeschwüre und Schwächung der
Immunabwehr festgestellt. Für den neuen Zusatzstoff
E 407a ist eine endgültige Bewertung noch nicht möglich
Sonstiges: Bei den Eucheuma-Algen handelt es sich um
halbraffiniertes Carrageen

● **E 410** Johannisbrotkernmehl
Gewinnung: natürlich
Kann enthalten sein: in zahlreichen Lebensmitteln, z. B.
Backwaren, Geleefüllungen, Fertigsalaten, Salatdressing,
Eiscreme, Konfitüren, Gelees, Marmeladen (auch brenn-
wertreduzierten), sterilisierter, pasteurisierter oder

ultrahocherhitzter Sahne (auch brennwertreduzierter)
Sonstiges: Verzögert wegen seines hohen Wasserbinde-
vermögens das „Altbackenwerden" von Brot und Brötchen

● **E 412** GUARKERNMEHL
Gewinnung: natürlich
Verwendung: auch als Mehlbehandlungsmittel und Füll-
stoff
Kann enthalten sein: in zahlreichen Lebensmitteln, z. B.
Suppen, Fertigsaucen, -salaten, Milchshakes, Fruchtsäf-
ten, Eiscreme, Konfitüren, Gelees, Marmeladen
Gesundheitliche Bewertung: Achtung Allergiker! Da
Guarkernmehl bis zu 10 Prozent schädliche Begleitstoffe
enthalten darf, kann der Verzehr größerer Mengen zu
Blähungen, Bauchkrämpfen und Ohnmacht führen
Sonstiges: Das Mehl wird aus den Guarbohnen gewon-
nen, die verschiedene Giftstoffe, z. B. Blausäure und
Fluoressigsäure, enthalten. Guar wird auch bei der
Papierherstellung, für Kosmetika, in der Textilproduktion
und für Tierfutter verwendet

● **E 413** TRAGANTH
Gewinnung: natürlich
Verwendung: auch als Bindemittel
Kann enthalten sein: in zahlreichen Lebensmitteln, bevor-
zugt in sauren
Gesundheitliche Bewertung: wird meist als harmlos angegeben, andererseits wurde die Substanz von der WHO
schon als massives Allergen deklariert. Außerdem gibt es
widersprüchliche Angaben im Hinblick auf Leberfunkti-
onsstörungen, Herzerkrankungen und Begünstigung von
Kontaktekzemen

● **E 414** GUMMI ARABICUM
Gewinnung: natürlich
Verwendung: auch als Trennmittel
Kann enthalten sein: in zahlreichen Lebensmitteln,

hauptsächlich in Süßspeisen, Kakao und Schokoladenerzeugnissen, Bier, Eiscreme, Fertigkuchenmischungen
Gesundheitliche Bewertung: Achtung Allergiker! E 414
wird meist als unbedenklich eingestuft, es sind aber
Überempfindlichkeitsreaktionen beobachtet worden
Sonstiges: Gummi arabicum wird in einigen Ländern vor
der Weiterverarbeitung bestrahlt

- **E 415** Xanthan
Gewinnung: natürlich oder gentechnisch
Kann enthalten sein: in zahlreichen Lebensmitteln, z. B.
Fruchtfüllungen, Fertigsalaten, Dressings (vor allem für
Schaltiere), Konfitüren, Gelees, Marmeladen, sterilisierter,
pasteurisierter oder ultrahocherhitzter Sahne
Gesundheitliche Bewertung: in seltenen Fällen allergie-
auslösend

- **E 416** Karaya
Gewinnung: natürlich
Kann enthalten sein: in begrenzter Menge nur in
Knabbererzeugnissen (auf Getreide- oder Kartoffel-
basis), Überzügen für Nüsse, Füllungen und Überzü-
gen für Feine Backwaren, Desserts, Kaugummi, emul-
gierten Saucen, Eierlikör, Nahrungsergänzungsmit-
teln
Sonstiges: Wird auch in Abführmitteln, Haftpulver für
Zahnprothesen sowie Haarfestigern verwendet

- **E 417** Tarakernmehl
Gewinnung: natürlich
Kann enthalten sein: in zahlreichen Lebensmitteln, z. B.
Desserts und Füllungen

- **E 418** Gellan
Gewinnung: synthetisch
Kann enthalten sein: in zahlreichen Lebensmitteln, z. B.
Konfitüren, Gelees, Marmeladen

● **E 425** Konjak

I) Konjakgummi, II) Konjak-Glukomannan
Gewinnung: natürlich
Verwendung: auch als Füllstoff
Kann enthalten sein: in zahlreichen Lebensmitteln, vor allem in asiatischen Gerichten, auch Glasnudeln
Gesundheitliche Bewertung: unter Vorbehalt

● **E 440** Pektine

Gewinnung: natürlich oder synthetisch
I) Pektin
Kann enthalten sein: in zahlreichen Lebensmitteln, z. B. Desserts, Pudding, jeder Art von Fruchtzubereitungen, Schaummassen, zahlreichen Konditoreiwaren (besonders Dauergebäck), Kakao- und Schokoladenerzeugnissen (hier mehr als Überzugsmittel), Konfitüren, Gelees, Marmeladen, sterilisierter, pasteurisierter oder ultrahocherhitzter Sahne, Fleisch-, Wurst- und Fischwaren in Gelee
Sonstiges: Pektine ermöglichen das Gelieren von Fruchtzubereitungen
II) amidiertes Pektin
Kann enthalten sein: in zahlreichen Lebensmitteln, z. B. Gelierzucker, Gelierhilfen, Konfitüren
Gesundheitliche Bewertung: wird meist als harmlos eingestuft. Es sind allerdings in Kombination mit anderen Substanzen (z. B. Sulfiten) Überempfindlichkeitsreaktionen bekannt
Sonstiges: Amidiertes Pektin entsteht durch die Behandlung von Pektin mit Ammoniak

● **E 444** Saccharose-acetat-isobutyrat

Gewinnung: synthetisch
Verwendung: auch als Emulgator
Kann enthalten sein: nur in nichtalkoholischen, aromatisierten, trüben Getränken
Gesundheitliche Bewertung: unter Vorbehalt

● **E 445** G<small>LYCERINESTER AUS</small> W<small>URZELHARZ</small>
Gewinnung: synthetisch oder gentechnisch
Kann enthalten sein: nur in nichtalkoholischen, aromatisierten, trüben Getränken
Gesundheitliche Bewertung: unter Vorbehalt

● **E 460** C<small>ELLULOSE</small>
I) Mikrokristalline Cellulose, II) Cellulosepulver
Gewinnung: natürlich
Verwendung: auch als Träger- und Füllstoff
Kann enthalten sein: in zahlreichen Lebensmitteln, z. B. Speiseeis, Lebensmittelimitaten (z. B. Käse), sterilisierter, pasteurisierter oder ultrahocherhitzter Sahne

● **E 461** M<small>ETHYLCELLULOSE</small>
● **E 463** H<small>YDROXYPROPYLCELLULOSE</small>
● **E 464** H<small>YDROXYPROPYLMETHYLCELLULOSE</small>
● **E 465** E<small>THYLMETHYLCELLULOSE</small>
● **E 466** C<small>ARBOXYMETHYLCELLULOSE</small>
Gewinnung: natürlich-behandelt
Verwendung: auch als Füllstoff und Schaummittel
Können enthalten sein: in zahlreichen Lebensmitteln, z. B. Kuchenmischungen, Backzutaten, konservierten Cremesuppen, Fertigdips, Dressings, Schmelzkäse, Fischstäbchen, sterilisierter, pasteurisierter oder ultrahocherhitzter Sahne
Gesundheitliche Bewertung: E 466 ruft in zu hohen Dosen Darmbeschwerden hervor

● **E 468** V<small>ERNETZTE</small> N<small>ATRIUM</small>-C<small>ARBOXYMETHYLCELLULOSE</small>
● **E 469** E<small>NZYMATISCH HYDROLYSIERTE</small> C<small>ARBOXYMETHYL-CELLULOSE</small>
Gewinnung: natürlich
Können enthalten sein: in Süßstoffen, fetthaltigen Lebensmitteln und Puddingfüllungen
Gesundheitliche Bewertung: unter Vorbehalt

- **E 927b** CARBAMID
Gewinnung: natürlich
Kann enthalten sein: nur in Kaugummi ohne Zuckerzusatz

- **E 1201** POLYVINYLPYRROLIDON
- **E 1202** POLYVINYLPOLYPYRROLIDON
Gewinnung: synthetisch
Verwendung: auch als Trenn-, Überzugs- und Flockungsmittel
Können enthalten sein: nur in Nahrungsergänzungsmitteln (als Dragees und Komprimate) in bestimmten Mengen
Sonstiges: Beide Zusatzstoffe müssen zur Zeit noch nicht deklariert werden

- **E 1404** OXIDIERTE STÄRKE
- **E 1410** MONOSTÄRKEPHOSPHAT
- **E 1412** DISTÄRKEPHOSPHAT
- **E 1413** PHOSPHATIERTES DISTÄRKEPHOSPHAT
- **E 1414** ACETYLIERTES DISTÄRKEPHOSPHAT
- **E 1420** ACETYLIERTE STÄRKE
- **E 1422** ACETYLIERTES DISTÄRKEADIPAT
- **E 1440** HYDROXYPROPYLSTÄRKE
- **E 1442** HYDROXYPROPYLDISTÄRKEPHOSPHAT
- **E 1450** STÄRKENATRIUMOCTENYLSUCCINAT
- **E 1451** ACETYLIERTE OXIDIERTE STÄRKE
Gewinnung: natürlich und gentechnisch
Verwendung: auch als Überzugsmittel und Füllstoff
Können enthalten sein: in zahlreichen Lebensmitteln, auch in sterilisierter, pasteurisierter oder ultrahocherhitzter Sahne (auch brennwertverminderter), Süßwaren, Desserts und Knabbererzeugnissen
Sonstiges: Bei E 1410-1414 im Tierversuch Kalkablagerungen im Beckenbereich

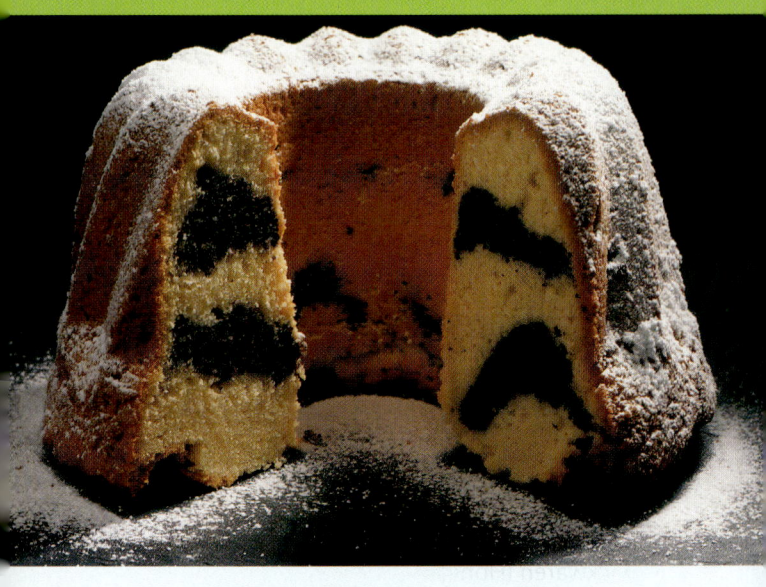

Backtriebmittel

Der klassische Hefeteig ist zunehmend out. Viele scheuen die Mühe mit dem empfindlichen Lebewesen Hefe. Auch industriell genügt sie pur längst nicht mehr den Ansprüchen für Halbfertig- und Fertigbackwaren. Reine Hefeteigbackwaren werden schnell altbacken, es sind deshalb eher Gebäcke aus Plunderteig (Hefeteig plus hoher Ziehfettanteil) gefragt oder Backwaren aus Teigen, die den Einsatz ausgeklügelter Triebmittelmischungen mit präziser Beeinflussung von Gare, Porengröße, Volumenzuwachs und Krumenbeschaffenheit ermöglichen.

Prinzipiell geht es beim Einsatz von Backtriebmitteln um Teiglockerung, die je nach verwendetem Triebmittel durch unterschiedliche Gase erreicht wird. Feuchtigkeit und Hitze, teilweise zusätzlich Säuren, bewirken den Zerfall der Ausgangssubstanzen und setzen die treibenden Gase frei. Bei E 503 entstehen beispielsweise durch den Zerfall des Ammoniums gleich drei Gase, nämlich Ammoniak, Kohlendioxid und Wasserdampf.

Vorreiter der heute üblichen Triebmittelmixe ist das Backpulver, eine Mischung aus einem Triebmittel (E 500), einem Säuerungsmittel (meist Phosphat, z. B. E 341) oder sauren Salzen und einem Trennmittel (z. B. Stärke). Es sind besonders die backtechnischen Tausendsassas Phosphate, die einige Backtriebmittel und ihren zunehmenden Einsatz zu umstrittenen Zusatzstoffen machen.

● **E 500** NATRIUMCARBONATE
I) Natriumcarbonat, II) Natriumhydrogencarbonat, III) Natriumsesquicarbonat
Gewinnung: synthetisch
Verwendung: auch als Trennmittel und Säureregulatoren
Können enthalten sein: in zahlreichen Lebensmitteln, z. B. Backwaren (Honigkuchen, Printen), Kakao- und Schokoladenerzeugnissen, Trockenmilch, eingedickter Milch, Sauerrahmbutter
Gesundheitliche Bewertung: Bei Säuglingen führt Natriumcarbonat (Soda) in größeren Mengen zu Magen- und Darmstörungen
Sonstiges: Natriumhydrogencarbonat (Natron) ist Bestandteil von Backpulver

● **E 501** KALIUMCARBONATE
I) Kaliumcarbonat, II) Kaliumhydrogencarbonat
Gewinnung: synthetisch
Verwendung: auch als Trennmittel und Säureregulator
Können enthalten sein: in zahlreichen Backwaren (aus säurehaltigen, schweren und zuckerreichen Teigen, z. B. für Leb- und Honigkuchen), Kakao- und Schokoladenerzeugnissen, Trockenmilch, eingedickter Milch
Sonstiges: In Maßen verwenden, sonst laugiger Geschmack; Kaliumcarbonat (Pottasche) treibt Teige in die Breite

● **E 503** AMMONIUMCARBONATE
I) Ammoniumcarbonat, II) Ammonium-

hydrogencarbonat, (Hirschhornsalz)
Gewinnung: synthetisch
Verwendung: auch als Trennmittel und Säureregulator
Können enthalten sein: in trocken ausgebackenem
Flachgebäck aus säurearmen Teigen (z. B. Spekulatius,
Mürbeteigböden, -torteletts und -keksen)
Gesundheitliche Bewertung: Die Aufnahme größerer
Mengen fördert Übersäuerung
Sonstiges: Ammoniumcarbonate (Hirschhornsalz, ABC-
Trieb) sollten auch im Privathaushalt nicht für volumi-
nöse Großbackwaren verwendet werden; nur in Flach-
gebäcken kann das freiwerdende Ammoniak, das ste-
chend riecht, den Geschmack beeinträchtigt und
gesundheitlich bedenklich ist, restlos entweichen

● **E 504** Magnesiumcarbonate
I) Magnesiumcarbonat, II) Magnesiumhydroxidcarbonat,
Magnesiumhydrogencarbonat
Gewinnung: synthetisch
Verwendung: auch als Trennmittel und Säureregulator
Können enthalten sein: in zahlreichen Lebensmitteln,
z. B. gereiftem Käse, Kakao- und
Schokoladenerzeugnissen, Kaugummi, Speisesalz
Sonstiges: kann Bestandteil von Backpulver sein

E 541 Saures Natriumaluminiumphosphat
● *Gewinnung:* synthetisch
Kann enthalten sein: nur in Feinen Backwaren
Scones und Bisquitgebäck
Gesundheitliche Bewertung: Bei Niereninsuffizienz kann
das Aluminium schlecht ausgeschieden werden

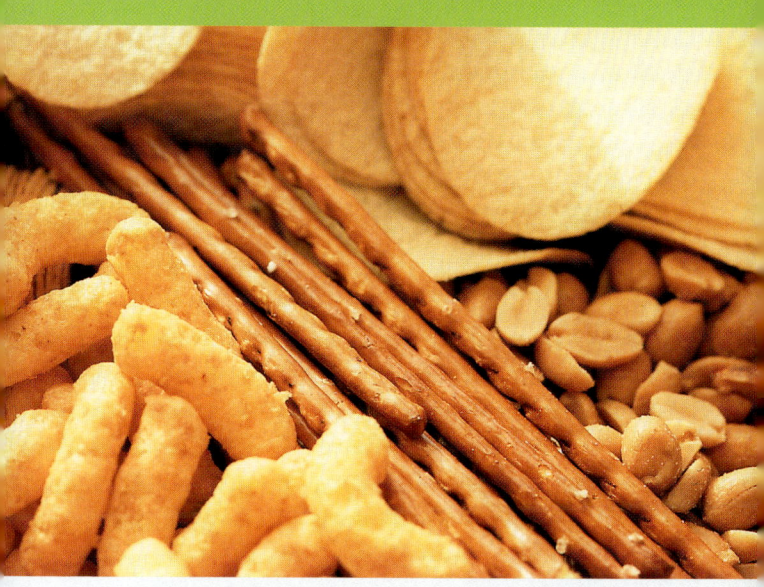

Geschmacksverstärker

Sie dienen der Verbesserung, meist Verstärkung des Geschmacks von Nahrungsmitteln und korrigieren Geschmacksmängel und -verluste nach technologischer Intensivbehandlung. Durch sie ist es möglich, bei jedem Erzeugnis der Verbrauchererwartung nach stets gleichem Geschmacksempfinden gerecht zu werden. Von der Substanzgruppe hat beispielhaft für alle das Glutamat immer wieder für Schlagzeilen gesorgt. Der küchentechnisch „ideale" Geschmacksverstärker wird vor allem in der chinesischen Küche regelmäßig eingesetzt und gilt als Auslöser für das „China-Restaurant-Syndrom". Die oft kombiniert verwendeten Geschmacksverstärker sind nur mit ihrem Klassennamen kennzeichnungspflichtig.

- **E 508** Kaliumchlorid
- **E 509** Calciumchlorid
- **E 511** Magnesiumchlorid
  Gewinnung: synthetisch
  Verwendung: auch als Festigungsmittel
  Können enthalten sein: in zahlreichen Lebensmitteln
  Sonstiges: wirken in größeren Mengen abführend

- **E 620** Glutaminsäure
- **E 621** Natriumglutamat
- **E 622** Kaliumglutamat
- **E 623** Calciumglutamat
- **E 624** Ammoniumglutamat
- **E 625** Magnesiumdiglutamat
  Gewinnung: natürlich, synthetisch und gentechnisch
  Können enthalten sein: in sehr vielen Lebensmitteln, besonders Würzmitteln, Snacks, Fertigsuppen und- saucen (z. B. Sojasaucen), Fertiggerichten (vor allem asiatischen), Diätnahrungsmitteln
  Gesundheitliche Bewertung: Achtung Allergiker! „China-Restaurant-Syndrom": Kopfschmerzen, Taubheitsgefühl, Fleckrötung im Gesicht und am Hals, Nackensteifigkeit
  Sonstiges: In Tierversuchen Symptome wie Fresslust und Fortpflanzungsstörungen

- **E 626** Gyanylsäure
- **E 627** Dinatriumguanylat
- **E 628** Dikaliumguanylat
- **E 629** Calciumguanylat
  Gewinnung: natürlich-fermentativ, synthetisch
  Können enthalten sein: in sehr vielen Lebensmitteln, besonders Würzmitteln, Instantsaucen, Knabbererzeugnissen aus Kartoffeln oder Reis
  Gesundheitliche Bewertung: unter Vorbehalt; durch die Freisetzung von Harnsäure wurden bei vermehrter Aufnahme erhöhte Harnsäurewerte gemessen

- **E 630** INOSINSÄURE
- **E 631** DINATRIUMINOSINAT
- **E 632** DIKALIUMINOSINAT
- **E 633** CALCIUMINOSINAT
- **E 634** CALCIUM-5´-RIBONUKLEOTID
- **E 635** DINATRIUM-5´-RIBONUKLEOTID

  Gewinnung: natürlich

  Können enthalten sein: in zahlreichen Lebensmitteln, besonders Würzmitteln

  Gesundheitliche Bewertung: unter Vorbehalt

- **E 640** GLYCIN UND DESSEN NATRIUMSALZ

  Gewinnung: natürlich-fermentativ

  Verwendung: auch als Feuchthalte- und Überzugsmittel

  Können enthalten sein: in zahlreichen Lebensmitteln, vor allem süßstoffhaltigen

  Sonstiges: intensiviert die Wirkung von Süßstoffen

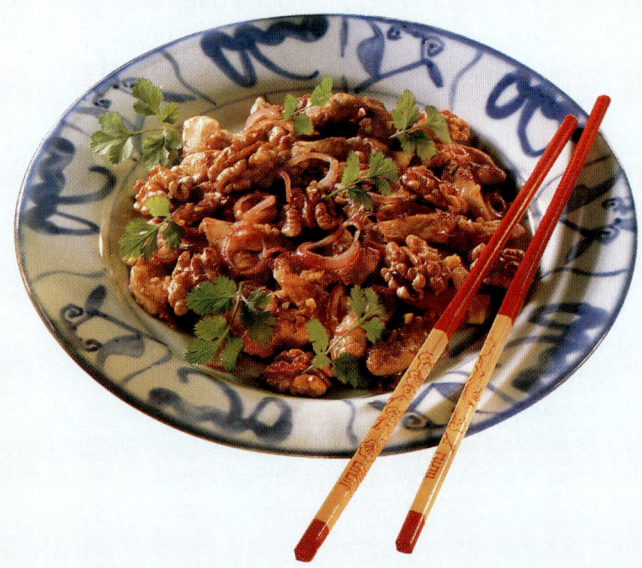

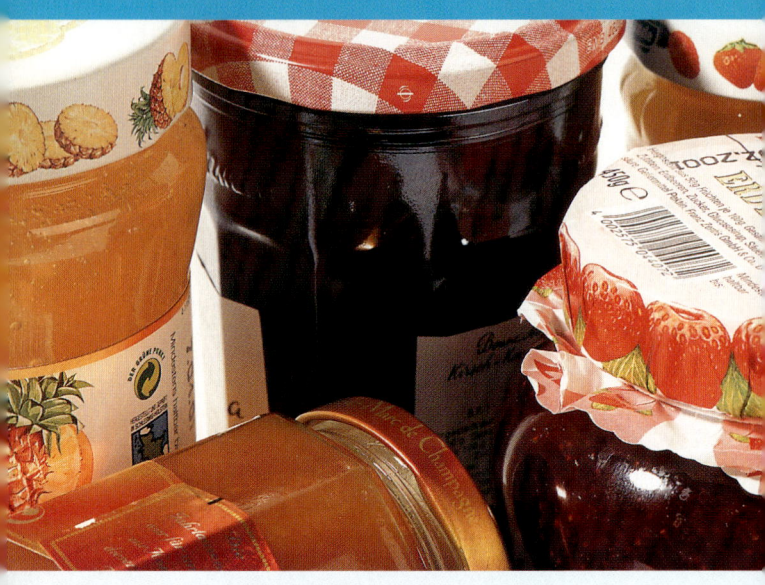

Süßungsmittel

Nicht alles, was süß schmeckt, muss kalorische „Sünde" sein. Für ein zuckeridentisches Geschmacksprofil werden kalorienärmere oder kalorienfreie Mittel eingesetzt, die *Zuckeraustauschstoffe* (Polyole) und Süßstoffe. Sie sind nicht nur in Light-Produkten und Erzeugnissen für Diabetiker enthalten, sondern finden in sehr vielen Nahrungsmitteln sowie in Tafelsüßen (flüssig, pulverisiert oder in Tabletten) Anwendung. Zuckeraustauschstoffe liefern etwa halb so viele Kalorien wie Zucker. Dem Vorteil der etwas zahnschonenderen Süße steht die abführende Wirkung ab einer Menge von etwa 20-30 g pro Tag gegenüber. Zuckeraustauschstoffe sind deshalb nicht für Getränke zugelassen.

Einen Einsatzboom haben in erster Linie die *Süßstoffe* erreicht. Sie sind trotz extrem höherer Süßkraft, bis auf Aspartam und Thaumatin mit ihrem unbedeutenden Brennwert, kalorienfrei. Zunehmend wird im Handel auf Süßstoffkombinationen gesetzt. Die Mischungen haben eine Wirkungsverstärkung zur Folge, die den Einsatz geringerer Mengen ermöglicht.

Im Gegensatz zu Zuckeraustauschstoffen sind Süßstoffe – als synthetische Konstrukte aus teilweise Eiweißbestandteilen – immer wieder ins Kreuzfeuer öffentlicher Kritik geraten. Mit ihrer Zulassung als Zusatzstoffe wird ihnen die Unbedenklichkeit bescheinigt. Im Gegensatz zu den Zuckeraustauschstoffen gilt diese jedoch nur unter Einhaltung der für jeden Süßstoff unterschiedlichen Höchstmenge und unter speziellen Deklarationsauflagen, zum Beispiel bei Nahrungsmitteln mit Aspartam die Angabe „enthält eine Phenylalaninquelle".

Säuglings- und Kleinkindernahrung dürfen grundsätzlich keine Süßungsmittel enthalten.

1. Zuckeraustauschstoffe

- **E 420** Sorbit
  I) Sorbit, II) Sorbitsirup
- **E 421** Mannit
- **E 953** Isomalt
- **E 965** Maltit
  I) Maltit, II) Maltitsirup
- **E 966** Lactit
- **E 967** Xylit

Gewinnung: E 420, 421, 953, 965 synthetisch und gentechnisch, E 966, 967 synthetisch

Verwendung: auch als Feuchthaltemittel, Trägerstoffe und Geschmacksverstärker für Aromen

Können enthalten sein: in zahlreichen Lebensmitteln, außer Getränken, z. B. diätetischen und brennwertreduzierten Lebensmitteln, ohne Zucker hergestellten Speisen und Süßwaren, Kaugummi, Saucen, Senf, Brotaufstrichen, Fischen und Krebstieren (unverarbeitet, gefroren oder tiefgefroren), Likören, Dessertspeisen auf Obst-, Gemüse-, Eier-, Getreide- und Fettbasis, Speiseeis, Konfitüren, Gelees, Marmeladen, Feinen Backwaren

Gesundheitliche Bewertung: gelten meist als unbedenklich; bei Aufnahmemengen einmalig ab 10 g, insgesamt pro Tag ab etwa 50 g (je nach Stoff) können Durchfall, Blähungen und Erbrechen auftreten, bei Kindern schon ab geringeren Mengen; durch den umfangreichen Einsatz können die jeweiligen Grenzwerte leicht überschritten werden

Sonstiges: Sorbit (E 420) und Mannit (E 421) haben die 50-70%ige Süßkraft von Zucker, Isomalt (E 953) ca. 50 %, Maltit (E 965) ca. 90 %, Lactit (E 966) höchstens 50 %, Xylit (E 967) hat etwa die gleiche Süßkraft wie Zucker

2. Süßstoffe

● **E 950** Acesulfam-K

Gewinnung: synthetisch

Verwendung: auch als Geschmacksverstärker

Kann enthalten sein: in zahlreichen Lebensmitteln, z. B. brennwertverminderten oder ohne Zuckerzusatz hergestellten aromatisierten Getränken, Dessertspeisen auf Wasser-, Milch- oder Fruchtsaftbasis, Dessertspeisen auf der Basis von Obst, Gemüse, Eiern, Getreide oder Fetten, Süßwaren auf Kakao- oder Stärkebasis, Speiseeis, Obstkonserven, Brotaufstrichen auf Kakao-, Milch-, Trockenfrucht- oder Fettbasis; brennwertverminderten Konfitüren, Gelees und Marmeladen, Obst- oder Gemüsezubereitungen, Suppen, Bier; süßsauren Obst- und Gemüse- sowie Fischkonserven, Marinaden, Saucen, Senf, Feinkostsalaten, Nahrungsergänzungsmitteln, Knabbererzeugnissen, Süßwaren und Kaugummi ohne Zuckerzusatz, Spirituosen (mit max. 15 % vol. Alkohol)

Gesundheitliche Bewertung: Grenzwert bis 15 mg/kg Körpergewicht

Sonstiges: Hitzebeständiger Süßstoff mit etwa 180-facher Süßkraft von Zucker

● **E 951** Aspartam

Gewinnung: synthetisch oder gentechnisch

Verwendung: auch als Geschmacksverstärker

Kann enthalten sein: siehe unter E 950; und in aromatisierten Rachenerfrischungspastillen ohne Zuckerzusatz

Gesundheitliche Bewertung: Bei der seltenen Erkrankung Phenylketonurie (angeborene Aminosäure-Stoffwechselstörung) ist Aspartam zu meiden, da Phenylalanin enthalten ist; Grenzwert bis 40 mg/kg Körpergewicht

Sonstiges: Nicht hitzebeständig, 180-200-fache Süßkraft im Vergleich mit Zucker.

E 952 CYCLOHEXANSULFAMIDSÄURE UND IHRE NATRIUM- UND CALCIUMSALZE

I) Cyclohexansulfamidsäure, II) Natriumcyclamat, III) Calciumcyclamat

Gewinnung: synthetisch

Können enthalten sein: in zahlreichen Lebensmitteln, z. B. brennwertverminderten oder ohne Zuckerzusatz hergestellten aromatisierten Getränken, Dessertspeisen auf Wasser-, Milch- oder Fruchtsaftbasis, Dessertspeisen auf der Basis von Obst, Gemüse, Eiern, Getreide oder Fetten, Süßwaren auf Kakao- oder Stärkebasis, Speiseeis, Obstkonserven, Brotaufstrichen auf Kakao-, Milch-, Trockenfrucht- oder Fettbasis; brennwertverminderten Konfitüren, Gelees und Marmeladen, Obst- oder Gemüsezubereitungen, festen und flüssigen Nahrungsergänzungsmitteln, Knabbererzeugnissen, Süßwaren und Kaugummi ohne Zuckerzusatz

Gesundheitliche Bewertung: Grenzwert für die tägliche Aufnahme bis 11 mg/kg Körpergewicht (besonders bei Kindern zu beachten!)

Sonstiges: Hitzebeständig, Süßkraft etwa 35-70-fach stärker als Zucker, verursacht bitteren, metallischen Nachgeschmack

E 954 SACCHARIN UND SEINE NATRIUM-, KALIUM- UND CALCIUMSALZE

I) Saccharin, II) Saccharin-Natrium, III) Saccharin-Calcium, IV) Saccharin-Kalium

Gewinnung: synthetisch
Können enthalten sein: in zahlreichen Lebensmitteln; siehe unter E 950
Gesundheitliche Bewertung: Saccharin fördert Gewichtszunahme stärker als Zucker; Vorsicht in Kombination mit Medikamenten und bei Blasenerkrankungen; der Verdacht der Krebsbegünstigung hat sich nicht bestätigt! Grenzwert für die tägliche Aufnahme bis 5 mg/kg Körpergewicht
Sonstiges: hitzebeständig, Süßkraft etwa 200-500-fach stärker als Zucker, verursacht metallischen Beigeschmack

● **E 957** THAUMATIN
Gewinnung: natürlich oder gentechnisch
Verwendung: auch als Geschmacksverstärker
Kann enthalten sein: nur in Süßwaren auf Kakao- oder Trockenfruchtbasis, Speiseeis, Diät- und Nahrungsergänzungsmitteln auf Vitamin- und/oder Mineralstoffbasis, Süßwaren und Kaugummi ohne Zuckerzusatz
Gesundheitliche Bewertung: unter Vorbehalt
Sonstiges: Süßkraft bis 3000-fach stärker als Zucker

● **E 959** NEOHESPERIDIN DC
Gewinnung: synthetisch
Verwendung: auch als Geschmacksverstärker
Kann enthalten sein: in zahlreichen Lebensmitteln; siehe unter E 950
Sonstiges: Grenzwert für die tägliche Aufnahme 5 mg/kg Körpergewicht, etwa 600-fach süßer als Zucker

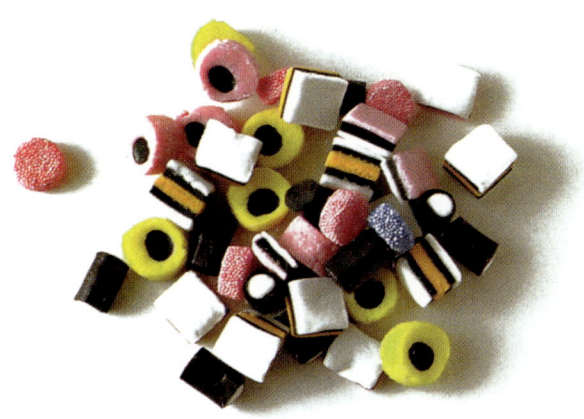

Sonstige Zusatzstoffe

Es gibt noch mehr! Trotz ungezählter Möglichkeiten, wird für maßgeschneiderte Gaumengenüsse die Palette der Zusatzstoffe um solche mit Sonderaufgaben erweitert. Festigungsmittel, Feuchthaltemittel, Füllstoffe, Mehlbehandlungsmittel, modifizierte Stärke, Schaumverhütungsmittel, Schaum- und Trübstabilisatoren, Schmelzsalze, Treibgase, Trennmittel und Überzugsmittel sollen dazu beitragen, Lebensmittel aus Hightechsicht zu perfektionieren. Auch hier sind einige Neue dabei, die sich zur Zeit erst in der Umsetzungsphase befinden. Weitere werden in den nächsten Jahren folgen!

● **E 422** GLYCERIN
Gewinnung: natürlich, synthetisch und gentechnisch
Verwendung: als Füllstoff und Feuchthaltemittel
Kann enthalten sein: in sehr vielen Lebensmitteln, z. B. Fertigbackwaren, Süßwaren, Kakao- und Schokoladenerzeugnissen

- **E 459** Beta-Cyclodextrin
Gewinnung: natürlich und gentechnisch
Verwendung: als Füllstoff
Kann enthalten sein: in Nahrungsergänzungsmitteln
(in Tabletten- und Drageeform)
Gesundheitliche Bewertung: unter Vorbehalt

- **E 520** Aluminiumsulfat
- **E 521** Aluminiumnatriumsulfat
- **E 522** Aliminiumkaliumsulfat
- **E 523** Aluminiumammoniumsulfat
Gewinnung: synthetisch
Verwendung: als Festigungsmittel
Können enthalten sein: nur in Eiklar, kandiertem, kristallisiertem und glasiertem Obst und Gemüse
Sonstiges: Es ist nicht auszuschließen, dass Aluminium Morbus Alzheimer begünstigt. Geschädigte Nieren können das Aluminium schlechter ausscheiden. Die durchschnittliche tägliche Aufnahmemenge über die Nahrung liegt zwischen 10-100 mg und gilt als unbedenklich (kritische Grenze ab 6 g/Tag!)

- **E 535** Natriumferrocyanid
- **E 535** Kaliumferrocyanid
- **E 538** Calciumferrocyanid
Gewinnung: synthetisch
Verwendung: als Trennmittel, Rieselhilfe und Stabilisatoren
Können enthalten sein: nur in Kochsalz und Kochsalzersatz
Sonstiges: Hochgiftig in Reinsubstanz, in üblichen Mengen aber unbedenklich

- **E 551** Siliciumdioxid
Gewinnung: synthetisch
Verwendung: als Trennmittel

- **E 552** Calciumsilicat
Gewinnung: natürlich
Verwendung: als Trennmittel

- **E 553a** Magnesiumsilicate
I) Magnesiumsilicat, II) Magnesiumtrisilicat
Gewinnung: natürlich
Verwendung: als Trennmittel

- **E 553b** Talkum
Gewinnung: natürlich
Verwendung: als Trenn- und Festigungsmittel

- **E 554** Natriumaluminiumsilicat
- **E 555** Kaliumaluminiumsilicat
- **E 556** Calciumaluminiumsilicat
Gewinnung: natürlich
Verwendung: als Trennmittel

- **E 558** Betonit
Gewinnung: natürlich
Verwendung: als Trennmittel

- **E 559** Aluminiumsilicat (Kaolin)
Gewinnung: natürlich
Verwendung: als Trennmittel
Können enthalten sein: in pulverisierten Trockenlebensmitteln (einschließlich Zuckerarten), Kochsalz und Kochsalzersatz, Hart- und Schmelzkäse in Scheiben, Nahrungsergänzungsmitteln. E 553 auch in Kaugummi und Reis, für Würstchen und Geleezuckerwaren nur zur Oberflächenbehandlung
Sonstiges: E 558 und E 559 können auch Trägerstoffe für Lebensmittelfarben sein

- **E 579** Eisen-II-gluconat
Gewinnung: synthetisch und gentechnisch
Verwendung: als Farbstabilisator

- **E 585** Eisen-II-lactat
  Gewinnung: synthetisch
  Verwendung: als Farbstabilisator
  Können enthalten sein: nur zur Schwarzfärbung von Oliven
  Sonstiges: Eisen führt in höherer Dosierung zu Verstopfung

- **E 900** Dimethylpolysiloxan
  Gewinnung: synthetisch
  Verwendung: als Schaumverhütungsmittel
  Kann enthalten sein: nur in Konfitüren, Gelees, Marmeladen (auch brennwertreduzierten), Suppen, Brühen, Bratfetten, Süßwaren (außer Schokolade), Ananassaft, nicht alkoholisierten aromatisierten Getränken, Glas- und Dosenkonserven von Obst und Gemüse, Rührteig, Søð...saft und Søðet...saft, Cider (außer cidre bouché)

- **E 901** Bienenwachs, weiss und gelb
- **E 902** Candelillawachs
- **E 903** Carnaubawachs
- **E 904** Schellack
  Gewinnung: natürlich
  Verwendung: als Trenn- und Überzugsmittel
  Können enthalten sein: in Nahrungsergänzungsmitteln, Kaugummi; nur zur Oberflächenbehandlung für frische Zitrusfrüchte, Melonen, Äpfel, Birnen, Ananas und Pfirsiche; nur als Überzugsmittel für Süßwaren (einschließlich Schokolade), mit Schokolade überzogene kleine Feine Backwaren, Nüsse, Knabbererzeugnisse und Kaffeebohnen

- **E 905** Mikrokristalliertes Wachs
  Gewinnung: synthetisch
  Verwendung: als Oberflächenbehandlungsmittel
  Kann enthalten sein: auf Süßwaren (außer Schokolade), Kaugummi, Melonen, Papayas, Mangos und Avocados
  Gesundheitliche Bewertung: unter Vorbehalt

● **E 912** MONTANSÄUREESTER
Gewinnung: natürlich
Verwendung: nur zur Oberflächenbehandlung frischer Zitrusfrüchte, Melonen, Mangos, Papayas, Avocados und Ananas
Gesundheitliche Bewertung: bedenklich, wenn E 912 ins Fruchtfleisch diffundiert ist

● **E 914** POLYETHYLENWACHSOXIDATE
Gewinnung: synthetisch
Verwendung: nur zur Oberflächenbehandlung frischer Zitrusfrüchte, Melonen, Mangos, Papayas, Avocados und Ananas

● **E 920** L-CYSTEIN
Gewinnung: natürlich, synthetisch und gentechnisch
Verwendung: nur als Mehlbehandlungsmittel
Sonstiges: wichtige essenzielle Aminosäure mit immunstimulierender Wirkung; wird therapeutisch zur Unterstützung des Haar- und Nagelwachstums eingesetzt

● **E 938** ARGON
Gewinnung: natürlich
Verwendung: als Treib- und Schutzgas

● **E 939** HELIUM
Gewinnung: natürlich
Verwendung: als Treib- und Schutzgas

● **E 941** STICKSTOFF
Gewinnung: natürlich
Verwendung: als Treib-, Schutzgas und Gefriermittel

● **E 942** DISTICKSTOFFMONOXID
Gewinnung: natürlich
Verwendung: als Treibgas (z. B. für Sahne) und Extraktionslösungsmittel

Sonstiges: auch Lachgas genannt; wird als Narkosemittel eingesetzt

● **E 948** SAUERSTOFF
Gewinnung: natürlich
Verwendung: als Treib- und Schutzgas

● **E 999** QUILLAJAEXTRAKT
Gewinnung: natürlich
Verwendung: als Schaumstabilisator
Kann enthalten sein: nur in nichtalkoholischen, aromatisierten Getränken auf Wasserbasis und Cidre (außer cidre bouché)
Sonstiges: E 999 enthält Saponine (Blutgifte), war deshalb lange in Deutschland verboten

● **E 1103** INVERTASE
Gewinnung: natürlich und gentechnisch
Verwendung: als Enzym
Kann enthalten sein: in Konfektfüllungen, cremig weichen Süßwaren

● **E 1200** POLYDEXTROSE
Gewinnung: synthetisch
Verwendung: als Füllstoff und Feuchtigkeitsregulator
Kann enthalten sein: in zahlreichen Lebensmitteln
Sonstiges: Eine einmalige Gabe von 50 g oder während eines Tages 90 g wirkt abführend

● **E 1201** POLYVINYLPYRROLIDON
● **E 1202** POLYVINYLPOLYPYRROLIDON
Gewinnung: synthetisch
Verwendung: als Flockungsmittel
Können enthalten sein: in Süßungsmitteln, Wein, diätetischen Lebensmitteln und Vitaminpräparaten
Gesundheitliche Bewertung: unter Vorbehalt
Sonstiges: Muss noch nicht deklariert werden

● **E 1505** TRIETHYLCITRAT
  Gewinnung: synthetisch und gentechnisch
  Verwendung: als Trägerstoff
  Kann enthalten sein: nur in Eiklarpulver
  Gesundheitliche Bewertung: unter Vorbehalt

● **E 1518** GLYCERINTRIACETAT
  Gewinnung: synthetisch und gentechnisch
  Verwendung: als Trägerstoff
  Kann enthalten sein: in Kaumasse für Kaugummi
  Gesundheitliche Bewertung: unter Vorbehalt

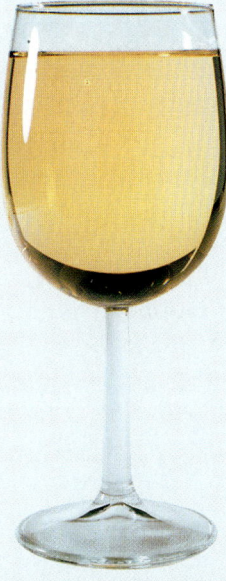

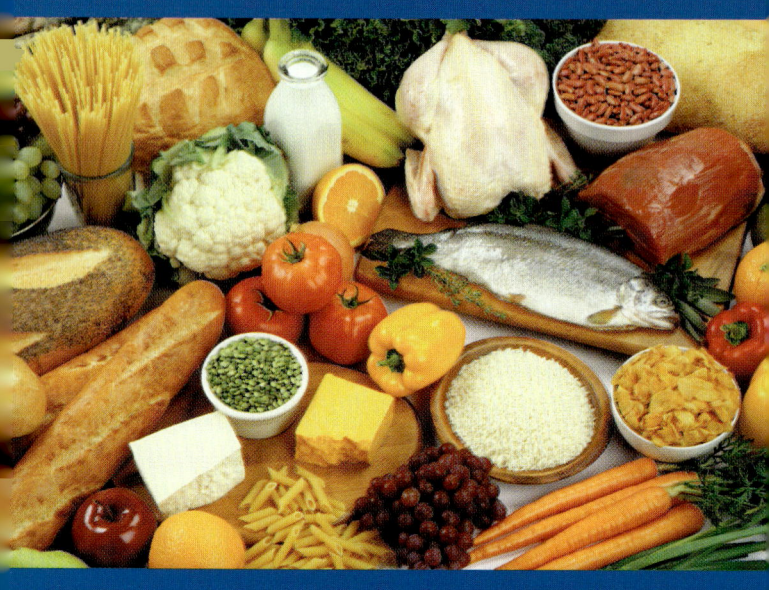

Suchen & finden

**Zusatzstoffe alphabetisch nach Namen
(* andere mögliche Bezeichnung auf dem
Lebensmitteletikett)**

- **A**cesulfam K — E 950
- Acetylierte oxidierte Stärke — E 1451
- Acetylierte Stärke — E 1420
- Acetyliertes Distärkeadipat — E 1422
- Acetyliertes Distärkephosphat — E 1414
- Adipinsäure — E 355
- Agar-Agar — E 406
- Alginsäure (* Alginat) — E 400
- Allurarot AC — E 129
- Alpha-Tocopherol — E 307
- Aluminium — E 173
- Aluminiumammoniumsulfat — E 523
- Aluminiumkaliumsulfat (Alaun) — E 522
- Aluminiumnatriumsulfat — E 521
- Aluminiumsilicat (Kaolin; * Kieselsäure) — E 559
- Aluminiumsulfat. — E 520
- Amaranth — E 123
- Ammoniak-Zuckerkulör — E 150c
- Ammoniumalginat — E 403
- Ammoniumcarbonate — E 503
- Ammoniumglutamat — E 624
- Ammoniumhydroxid (Ammoniak/ Salmiakgeist) — E 527
- Ammoniumsalze von Phosphatidsäuren — E 442
- Ammoniumsulfat — E 517
- Ammonsulfit-Zuckerkulör — E 150d
- Annatto; Bixin; Norbixin — E 160b
- Anthocyane — E 163
- Apfelsäure — E 296
- Argon — E 938
- Ascorbinsäure (Vitamin C) — E 300
- Ascorbylpalmitat, Ascorbylstearat — E 304
- Aspartam — E 951
- Azorubin — E 122
- **B**eetenrot, Betanin — E 167
- Bentonit (* Kieselsäure) — E 558
- Benzoesäure — E 210
- Bernsteinsäure — E 363

● Beta-apo-8´-Carotinal (C 30)	E 160e
● Beta-apo-8´-Carotinsäure-Ethylester (C 30)	E 160f
● Beta-Cyclodextrin	E 459
● Bienenwachs, weiß und gelb	E 901
● Biphenyl (auch Diphenyl)	E 230
● Borsäure	E 284
● Braun FK	E 154
● Braun HT	E 155
● Brillantblau FCF	E 133
● Brillantschwarz BN, Schwarz PN	E 151
● Butylhydroxyanisol (BHA)	E 320
● Butylhydroxytoluol (BHT)	E 321
● Calcium-5´-ribonucleotid	E 634
● Calciumacetat	E 263
● Calciumalginat	E 404
● Calciumaluminiumsilicat (* Kieselsäure)	E 556
● Calciumbenzoat	E 213
● Calciumbisulfit (Calciumhydrogensulfit)	E 227
● Calciumcarbonat (Kreide)	E 170
● Calciumchlorid	E 509
● Calciumcitrate	E 333
● Calciumdiglutamat (auch Calcium glutamat)	E 623
● Calciumdinatriumethylendiamintetraacetat (auch Calciumdinatrium-EDTA)	E 385
● Calciumferrocyanid (* gelbes Blutlaugensalz)	E 538
● Calciumgluconat	E 578
● Calciumguanylat	E 629
● Calciumhydroxid (gelöschter Kalk, Kalkmilch)	E 526
● Calciuminosinat	E 633
● Calciumlactat	E 327
● Calcium-L-Ascorbat	E 302
● Calciummalate (* Salze der Apfelsäure)	E 352
● Calciumoxid (gebrannter Kalk, Ätzkalk)	E 529
● Calciumphosphate	E 341

● Calciumpropionat	E 282
● Calciumsilicat (* Kieselsäure)	E 552
● Calciumsorbat	E 203
● Calciumstearoyl-2-lactylat	E 482
● Calciumsulfat (Gips)	E 516
● Calciumsulfit	E 226
● Calciumtartrat (* Salz der Weinsäure)	E 354
● Candelillawachs	E 902
● Canthaxanthin	E 161g
● Carbamid	E 927b
● Carboxymethylcellulose	E 466
● Carnaubawachs	E 903
● Carotine (gemischte und Beta-Carotin)	E 160a
● Carrageen	E 407
● Cellulose	E 460
● Chinolingelb	E 104
● Chlorophylle, Chlorophylline	E 140
● Citronensäure	E 330
● Citronensäureester von Mono- und Di- glyceriden von Speisefettsäuren	E 472c
● Cochenillerot A, Ponceau 4R	E 124
● Cyclohexansulfamidsäure und ihre Natrium- und Calciumsalze (Cyclamat)	E 952
● **D**elta-Tocopherol	E 309
● Dikaliumguanylat	E 628
● Dikaliuminosinat	E 632
● Dimethyldicarbonat	E 242
● Dimethylpolysiloxan (Silikon-Öl)	E 900
● Dinatrium-5´-ribonucleotid	E 635
● Dinatriumguanylat	E 627
● Dinatriuminosinat	E 631
● Diphosphate	E 450
● Distärkephosphate	E 1412
● Distickstoffmonoxid (Lachgas)	E 942
● Dodecylgallat	E 312
● **E**chtes Karmin, Cochenille, Karminsäure	E 120
● Einfaches Zuckerkulör	E 150a
● Eisen-II-gluconat	E 579

- Eisen-II-lactat — E 585
- Eisenoxide und Eisenhydroxide — E 172
- Enzymatisch hydrolisierte Carboxy-methylcellulose — E 469
- Erythrosin — E 127
- Essigsäure — E 260
- Essigsäureester von Mono- und Di-glyceriden von Speisefettsäuren — E 472a
- Ethyl-p-hydroxybenzoat (PHB-Ester) — E 214
- Ethylmethylcellulose — E 465
- Eucheuma-Algen, verarbeitete — E 407a
- **F**ettsäureester der Ascorbinsäure — E 304
- Fettsäuren (* Speisefettsäuren) — E 570
- Fumarsäure — E 297
- **G**amma-Tocopherol — E 308
- Gelborange Sunsetgelb FCF — E 110
- Gellan — E 418
- Gemischte Wein- und Essigsäureester von Mono- und Diglyceriden von Speisefettsäuren (* verestertes Mono- und Diglycerid) — E 472f
- Glucono-delta-lacton — E 575
- Gluconsäure — E 574
- Glutaminsäure — E 620
- Glycerin — E 422
- Glycerinester aus Wurzelharz — E 445
- Glycerintriacetat — E 1518
- Glycin und dessen Natriumsalz — E 640
- Gold — E 175
- Grün S — E 142
- Guanylsäure (* Guanylat) — E 626
- Guarkernmehl — E 412
- Gummi arabicum — E 414
- **H**elium — E 939
- Hexamethylentetramin — E 239
- Hydroxypropylcellulose — E 463
- Hydroxypropyldistärkephosphat (* modifizierte Stärke) — E 1442
- Hydroxypropylmethylcellulose — E 464

- Hydroxypropylstärke (* modifizierte Stärke) — E 1440
- Indigotin I, Indigokarmin — E 132
- Inosinsäure (* Inosinat) — E 630
- Invertase — E 1103
- Isoascorbinsäure — E 315
- Isomalt — E 953
- Johannisbrotkernmehl — E 410
- Kaliumacetat — E 261
- Kaliumadipat — E 357
- Kaliumalginat (* Alginat) — E 402
- Kaliumaluminiumsilicat (* Kieselsäure) — E 555
- Kaliumbenzoat — E 212
- Kaliumbisulfit — E 228
- Kaliumcarbonate (* Pottasche) — E 501
- Kaliumchlorid — E 508
- Kaliumcitrate — E 332
- Kaliumferrocyanid (* gelbes Blutlaugensalz) — E 536
- Kaliumgluconat — E 577
- Kaliumglutamat — E 622
- Kaliumhydroxid (Kalilauge, Ätzkali) — E 525
- Kaliumlactat — E 326
- Kaliummalat — E 351
- Kaliummetabisulfit — E 224
- Kaliumnatriumtartrat — E 337
- Kaliumnitrat (Salpeter) — E 252
- Kaliumnitrit (Nitritpökelsalz) — E 249
- Kaliumphosphate — E 340
- Kaliumpropionat — E 283
- Kaliumsorbat — E 202
- Kaliumsulfate — E 515
- Kaliumtartrate — E 336
- Karaya — E 416
- Kohlendioxid — E 290
- Konjak — E 425
- Kupferhaltige Komplexe der Chlorophylle und Chlorophylline — E 141

● Kurkumin	E 100
● **L**actit	E 966
● L-Ascorbinsäure (Vitamin C)	E 300
● L-Cystein	E 920
● L(+)-Weinsäure	E 334
● Lecithine	E 322
● Litholrubin BK	E 180
● Lutein	E 161b
● Lycopin	E 160d
● Lysozym	E 1105
● **M**agnesiumcarbonate	E 504
● Magnesiumchlorid	E 511
● Magnesiumdiglutamat	E 625
● Magnesiumhydroxid	E 528
● Magnesiumoxid	E 530
● Magnesiumphosphat	E 343
● Magnesiumsalze von Speisefettsäuren (* Salze der Speisefettsäuren)	E 470b
● Magnesiumsilicate (* Kieselsäure)	E 553a
● Maltit; Maltitsirup	E 965
● Mannit	E 421
● Metaweinsäure	E 353
● Methylcellulose	E 461
● Methyl-p-hydroxybenzoat (PHB-Ester)	E 218
● Mikrokristalliertes Wachs	E 905
● Milchsäure	E 270
● Milchsäureester von Mono- und Diglyceriden von Speisefettsäuren (* verestertes Mono- und Diglycerid)	E 472b
● Mono- und Diacetylweinsäureester von Mono- und Diglyceriden von Speisefettsäuren (* verestertes Mono- und Diglycerid)	E 472e
● Mono- und Diglyceride von Speisefettsäuren (*Monoglycerid oder Mono- und Diglycerid)	E 471
● Monostärkephosphat (* modifizierte Stärke)	E 1410
● Montansäureester	E 912

- **N**atamycin — E 235
- Natrium-, Kalium- und Calciumsalze — E 470a
  von Speisefettsäuren
  (* Salze der Speisefettsäuren)
- Natriumacetate — E 262
- Natriumadipat — E 356
- Natriumalginat (* Alginat) — E 401
- Natriumaluminiumsilicat (* Kieselsäure) — E 554
- Natriumascorbat — E 316
- Natrium-L-Ascorbat — E 301
- Natriumbenzoat — E 211
- Natriumcarbonate (Soda, Natron) — E 500
- Natriumcitrate — E 331
- Natriumethyl-p-hydroxybenzoat — E 215
- Natriumferrocyanid — E 535
  (* gelbes Blutlaugensalz)
- Natriumgluconat — E 576
- Natriumglutamat — E 621
- Natriumhydrogensulfit — E 222
- Natriumhydroxid (Natronlauge, — E 524
  Ätznatron)
- Natriumkaliumtartrat — E 337
- Natriumlactat — E 325
- Natriummalate — E 350
- Natriummetabisulfit — E 223
- Natriummethyl-p-hydroxybenzoat — E 219
  (PHB-Ester)
- Natriumnitrat — E 251
- Natriumnitrit (Nitritpökelsalz) — E 250
- Natriumorthophenylphenol — E 232
- Natriumphosphate — E 339
- Natriumpropionat — E 281
- Natriumpropyl-p-hydroxybenzoat — E 217
  (PHB-Ester)
- Natriumstearoyl-2-lactylat — E 481
- Natriumsulfate — E 514
- Natriumsulfit — E 221
- Natriumtartrate — E 335

- Natriumtetraborat (Borax) E 285
- Neohesperidin DC E 959
- Nisin E 234
- **O**ctylgallat E 311
- Orthophenylphenol E 231
- Oxidierte Stärke (* modifizierte Stärke) E 1404
- **P**aprikaextrakt; Capsanthin; Capsorubin E 160c
- Patentblau V E 131
- Pektine E 440
- Pflanzenkohle E 153
- PHB-Ester E 214–219
- Phosphatiertes Distärkephosphat E 1413
  (* modifizierte Stärke)
- Phosphorsäure E 338
- Polydextrose E 1200
- Polyethylenwachsoxidate E 914
- Polyglycerin-Polyricinoleat E 476
- Polyglycerinester von Speisefettsäuren E 475
  (* Polyglycerinester)
- Polyoxyethylen-sorbitan-monolaurat E 432
  (Polysorbat 20)
- Polyoxyethylen-sorbitan-monooleat E 433
  (Polysorbat 80)
- Polyoxyethylen-sorbitan-monopalmitat E 434
  (Polysorbat 40)
- Polyoxyethylen-sorbitan-monostearat E 435
  (Polysorbat 60)
- Polyoxyethylen-sorbitan-tristearat E 436
  (Polysorbitat 65)
- Polyphosphate (* Phosphate) E 452
- Polyvinylpolypyrrolidon E 1202
- Polyvinylpyrrolidon E 1201
- Propionsäure E 280
- Propylenglykolalginat E 405
- Propylenglykolester von Speisefettsäuren E 477
- Propylgallat E 310
- Propyl-p-hydroxybenzoat (PHB–Ester) E 216
- **Q**uillajaextrakt E 999

- **R**iboflavin, Riboflavin-5´-Phosphat — E 101
- Rot 2G — E 128
- **S**accharin und seine Natrium-, Kalium- und Calciumsalze — E 954
- Saccharoseacetatisobutyrat — E 444
- Salzsäure — E 507
- Sauerstoff — E 948
- Saures Natriumaluminiumphosphat — E 541
- Schellack — E 904
- Schwefeldioxid — E 220
- Schwefelsäure — E 513
- Silber — E 174
- Siliciumdioxid (Kieselsäure) — E 551
- Sorbinsäure — E 200
- Sorbit; Sorbitsirup — E 420
- Sorbitanmonolaurat — E 493
- Sorbitanmonooleat — E 494
- Sorbitanmonopalmitat — E 495
- Sorbitanmonostearat — E 491
- Sorbitantristearat — E 492
- Speisefettsäuren (* Fettsäuren) — E 570
- Stark tocopherolhaltige Extrakte — E 306
- Stärkenatriumoctenylsuccinat — E 1450
- Stearyltartrat — E 483
- Stickstoff — E 941
- Sulfitlaugen-Zuckerkulör — E 150b
- **T**alkum (* Kieselsäure) — E 553b
- Tarakernmehl — E 417
- Tartrazin — E 102
- Thaumatin — E 957
- Thermooxidiertes Sojaöl mit Mono- und Diglyceriden von Speisefettsäuren — E 479b
- Titandioxid — E 171
- Traganth — E 413
- Triammoniumcitrat (* Salz der Citronensäure) — E 380
- Triethylcitra — E 1505
- Triphosphate — E 451

- **V**ernetzte Natriumcarboxymethyl-cellulose — E 468
- Weinsäure (L+) — E 334
- Weinsäureester von Mono- und Diglyceriden von Speisefettsäuren (* verestertes Mono- und Diglycerid) — E 472d
- **X**anthan — E 415
- Xylit — E 967
- **Z**inn-II-chlorid — E 512
- Zuckerester von Speisefettsäuren — E 473
- Zuckerglyceride — E 474
- Zuckerkulör — E 150a-b
- Zuckerkulör — E 150c-d

Bildnachweis

Informationsbüro Sojaöl, Hamburg 20
Bildarchiv Kraxenberger 79
Mosaik Verlag 40, -/Brauner 32, 54, 68, 73, 85,
-/Kerth 60, -/Teubner 38
U. Niehoff: 2, 71, 74
PhotoDisc Inc. 50, 86

© 2000 Mosaik Verlag München
in der Verlagsgruppe Bertelsmann GmbH / 5 4 3 2 1

Umschlaggestaltung: Heinz Kraxenberger, München
Umschlagfoto: Bildarchiv Kraxenberger
Layout: Peter Pleischl, München
Druck: Alcione, Trento
Bindung: Ecoprint, Lavis-Trento
Printed in Italy
ISBN 3-576-11373-8